だいわ文庫

精神科医が教える

心の疲れがたまったときに読む本

保坂 隆＝編著

大和書房

まえがき

「とにかく気分が重い」
「イライラする」
「休日でも楽しくない」
「仕事に集中できない」
「なかなか眠れない」
「お酒を飲んでも酔えない」

これといった理由は思い当たらないのに、こんな症状に悩む人が多いようです。いろいろと気分転換をしても、落ち込みがひどくなっている状態です。

その原因に、心の疲れがあげられます。

人間関係が面倒くさい、職場の雰囲気が悪い、仕事の負担が大きい、将来が心配だ。心の疲れの原因はいろいろあるでしょう。最近、「癒し系」とか「スローライフ」な

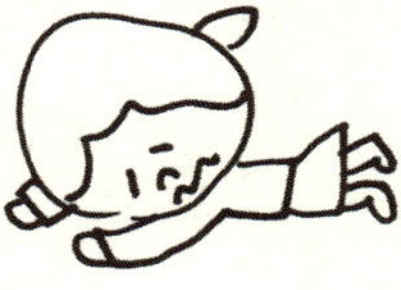

どという言葉がやたらにマスコミにとりあげられるのは、きっと心が疲れている人が多いからではないでしょうか。

しかし、いつも明るい表情で、幸せそうに生きている人もいます。そんな人の場合、何かトラブルがあったり、つらい立場の時の受け止め方に、共通している点があるようです。

それは、なんでもプラスに考え、さらによい方向へと進めていく傾向です。心に重いこと、落ち込むことがあっても、明るく受け止めるか心配するか、そこが大きな違いといえるでしょう。

たとえば、通勤のときに、いつもの電車に乗り遅れたとしましょう。ある人は「一日の予定が狂ってしまう」と顔をしかめます。でも、明るく前向きの人は、「次の電車のほうがすいているかもね」と考えるのです。

同じトラブルに遭っても、ストレスの大きさはまったく違うことがわかりますね。一事が万事といいますが、この調子でいけば、ほとんどのことは明るく見えてくるでしょう。

「生まれつきの性格だから、どうしようもない」とあきらめている人もいるようですが、そんなことはありません。**心は非常に柔軟で、心の持ち方を変えるのは、そんなに難しいことではないのです。**

ほんのちょっとだけ、楽天的な考え方ができるか、できないか。それによって、最初はちょっぴりでも、気がついたときには、人生がガラリと変わるほどの大きな変化があらわれるかもしれません。

体の病気は早期発見がいちばんですが、心の疲れもまったく同じ。小さな段階で、上手に解消してしまったほうがいいのです。

そこで、この本では、普段の生活の中で、心の疲れを解消するさまざまな方法を紹介してみます。

心の疲れにはさまざまなものがあります。そして、解消法にもいろいろなスタイルがあります。そのときの気分や状況に合わせて、「これがいい」と思う解消法をやってみてください。そのうちに、自分に合う解消法が見つかるはずです。

また、さまざまな解消法を知っていると、心にゆとりが生まれます。あれこれと解消法を試みているうちに、自分はこういう状況に弱いとか、こういうトラブルには強いなどと、自分のパターンもわかってくるでしょう。

さらに、この本で紹介したさまざまな方法を取り入れているうちに、以前の自分より、ずっと心が強くなっていることがわかるでしょう。

上手に心の疲れを解消できる人は、「生き方が上手」といえます。そのテクニックの持ち主こそ、元気に人生を送っていける頭のいい人なのです。

保坂　隆

目次

精神科医が教える
心の疲れがたまったときに読む本

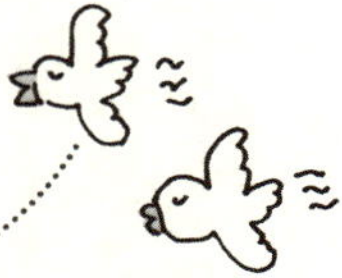

第1章 仕事のストレスが消える、とっておきの方法

第2章
すぐできる「気分転換」のコツ

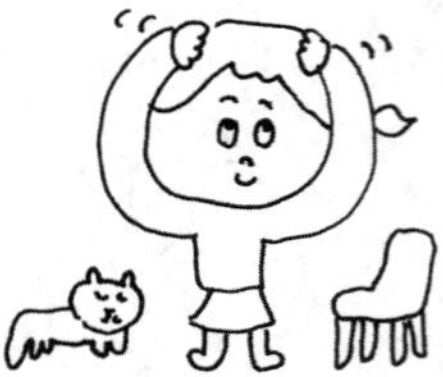

第3章 スッキリ! イヤな気分を引きずらない習慣

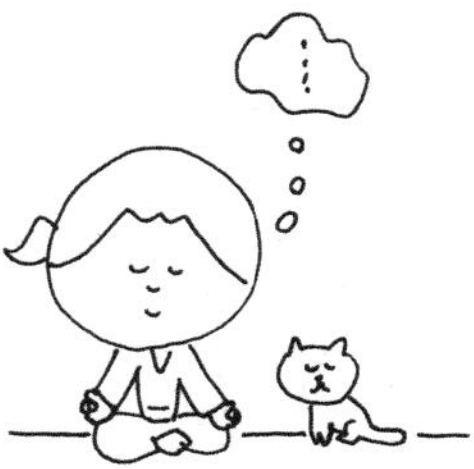

第4章 脳にストレスをためない方法

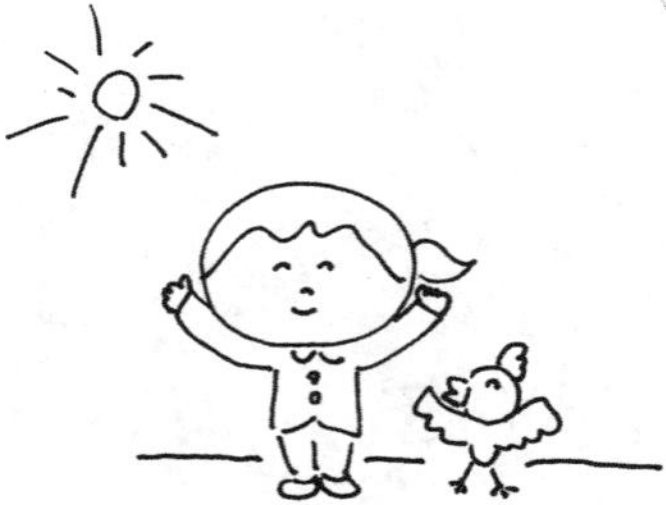

第5章 深く、短く眠る快眠法

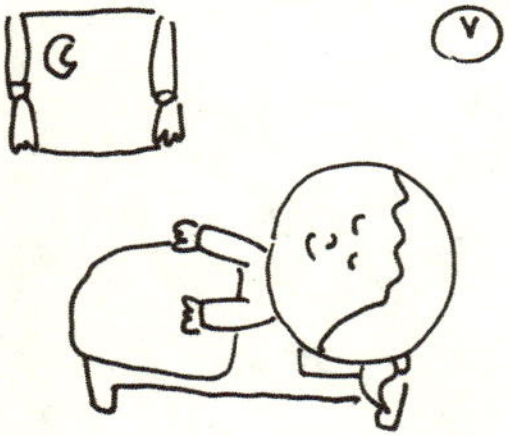

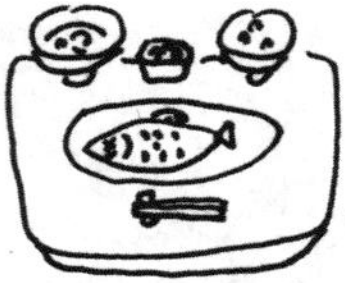

第１章

仕事のストレスが消える、とっておきの方法

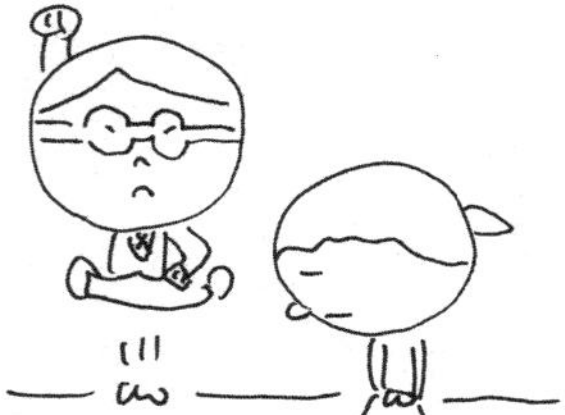

知っておきたいストレスの兆候

職場での人間関係や、仕事のストレスが原因で、心の病気になる人が増えています。そのほとんどの人は真面目で、きつい仕事もいやな顔ひとつせずにこなすので、周囲からは「あの人は働くことが大好きなんだ」「この仕事にピッタリ合っている」などと思われることが多いようです。

しかし、笑顔の裏には大きなストレスが隠されていて、心が悲鳴をあげていることも少なくありません。

その悲鳴に耳を傾けず、無理を続けていると、耐えきれなくなった心はポキンと折れてしまいます。それが心の病気です。

折れた心には治療が必要なのですが、これには長く時間がかかるケースもあります。どんな病気でも大切なことは、早期の発見と早期の治療。心の病気も例外ではなく、症状の軽い段階でパッと手当てをしてあげなくてはいけません。

けれど厄介なことに、心の病気は外から傷口が見えるわけではありませんし、動くたびに痛みが走ることもないため、体や気持ちのどこかに違和感があっても、そのままにしがちです。もしあなたに、次のような兆候があるとしたら、それはストレスと深い関係があるかもしれません。

- □手馴れた仕事なのに、なぜかはかどらない。
- □寝不足でもないのに、仕事中、睡魔に襲われる。
- □つまらないミスを連発する。
- □自分のやっている仕事に、漠然とした空しさを感じる。
- □上司や後輩の何気ないひと言にカチンとくる。
- □同僚と一緒に昼食をとるのが煩わしい。
- □他の人たちは自分よりも怠けているような気がする。
- □自分は損な役回りばかりだと思う。
- □自分の頑張りを周囲が正当に評価してくれないと感じる。

こんなふうに感じることが多くなったら要注意。放っておかず、自分に合ったストレス解消法を見つけて、賢く乗り切るようにしましょう。

「ストレスに弱い」人たちの共通点

職場でストレスを感じる原因はさまざまですが、「上司や先輩に叱られることが多い」「与えられた仕事が思うようにできない」という話をよく耳にします。

単純にイメージすると、不器用な人や能力の低い人が思い浮かびますが、必ずしもこの手の人たちがストレスに苦しんでいるとは限りません。それどころか、四六時中、上司に小言を言われたり、仕事でミスばかりしていても、「そんなことはどこ吹く風」と、ケロッとしている人などいくらでもいます。

そして、優れた能力を持ち、まわりから感心されるような完璧な仕事をしているのに、ストレスに苦しむ人も数多くいます。なぜだかわかりますか。

それは、人によってストレスの受け止め方が違うからなのです。では、どんな人がストレスに弱く、どんなタイプの人がストレスに強いのでしょうか。

ストレスに弱い人には共通点がいくつかありますが、そのひとつに「**人の目を気にしやすい**」という点があるでしょう。

何かの行動を起こすとき、「自分がどう思うか（どうしたいのか）」より「他人が自分の行動をどう見ているか（感じるか）」のほうを重視する傾向があります。

会議の発言ひとつとっても、「こんなことを言えば生意気に思われないだろうか」「先輩の意見には賛成できないけど、反対すれば角が立つだろうし……」と、他人の反応をやたらに気にするため、心に負担がかかるのです。

しかし**ストレスに強い人は、「自分は自分、他人は他人」「人からどう思われようと、あまり気にしない」というタイプ**が多いので、思い悩まずにすみます。だからストレスがたまらないのです。

職場というところは、年齢や立場の異なる人たちが一緒に活動する場所なので、周囲に気を遣うのは大切かもしれません。しかし、人の価値観はさまざまです。すべての人からよく思われることなど最初から無理な話なのです。

また、まわりの目ばかりを気にしていると、よく思われるどころか、「あの人はまわりの顔色ばかりを気にしているので信用できない」などと、マイナスの評価をされてしまう場合もあります。

周囲を気にすることも大切ですが、それに振り回されるようではいけないのです。

自分を理想像に重ねすぎない

どんな人でも大なり小なり「こんな人になりたい」という憧れがあります。たとえば、人見知りの強い人は「誰とでもすぐ打ち解けられるような人になりたい」と思い、せっかちな人は「落ち着いた性格になりたい」と、今の自分にないものを求める傾向があるようです。

そのため、入学や就職など、環境が大きく変わるときに、「よし、ここで思いきって自分を変えよう」と、一生懸命憧れの自分を演じた経験がある人もいるのではないでしょうか。

A子さんは子どもの頃からおとなしく、目立たないタイプでした。しかし、社会に出れば、明るくて社交的なほうが得に決まっていると考え、就職してからは積極的で陽気な自分になろうとしました。自己紹介のときも、「私は陽気なことが取り柄です」と話してみたり、人の冗談に誰より大声で笑ったりもしたようです。

まわりには過去のA子さんを知っている人は誰もいませんでしたから、同僚たちはみな「A子さんは朗らかな人」と思ってくれ、自分自身も生まれ変わった気がしていました。

しかし、何週間かたつうちに、体調に変化が表れました。朝、目覚めても力が入らず、気分がどんどん沈んでいくのです。

それでもA子さんは自分に鞭打って、「明るい自分」を演じつづけました。けれど、入社3か月目、ついに会社に行けなくなってしまったのです。どうしてなのかわ

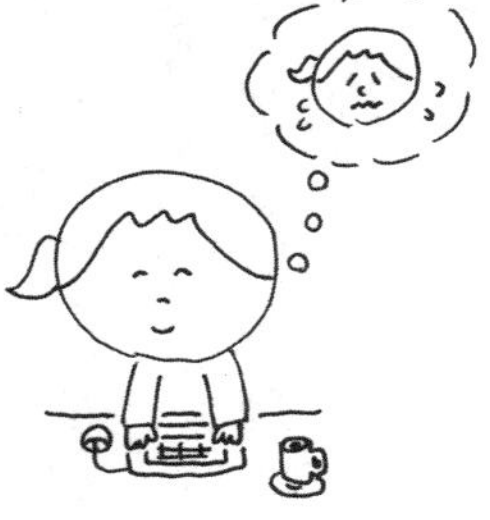

かりますか。
おとなしいA子さんにとって、大声で笑ったり、陽気にふるまうのは不自然なこと。その不自然なことをやり続けるには、かなりのエネルギーが必要です。おまけに、社会人として覚えることもたくさんあったので、精も根も尽き果ててしまったというわけです。

「新しい自分になりたい」「憧れの自分になりたい」という気持ちはとても大切ですし、こういった気持ちが人間を向上させるのは確かです。しかし、**長い間つきあってきたパーソナリティを短期間でガラリと変えようとすれば、必ずひずみが出てしまいます。**

環境が変わったというだけで心には負担がかかるわけですから、こういったときほど、自然体でいるのがいいでしょう。

憧れは心の中に持ちつづけるだけで、知らず知らずのうちに自分をこうなりたいという方向へ変えていきます。あせらずに、のんびり進むことです。

「できません」と言ってしまう

ストレスがたまりやすいタイプのひとつに、「人から頼まれると、いやと言えない」というのがあります。

このタイプの人たちは、たとえ自分の仕事が忙しいとしても、「悪いけど××を手伝ってもらえない？」と言われれば、めったに断りません。なぜなら、「自分の仕事は残業すればなんとかなる」「友達との約束を断れば、どうにか手伝ってあげられる」といった具合に、自分を犠牲にすることをいとわないからです。

なぜそう考えるかというと、いくつかの理由はありますが、「**いい人だと思われたい**」「**断ったことによって嫌われたくない**」という傾向があるからでしょう。

だからこそ、仕事を引き受けたことに対して、「無理させちゃってゴメンね。でも助かった」「〇〇さんのおかげでなんとか乗り切れた。この恩は忘れないよ」というように、その働きを大いに評価してもらえれば、ストレスは生まれません。それどころか、「無理をしてでも手伝った甲斐があった」と達成感が生まれ、体の中からパワーがみなぎるのです。

しかし、自分の働きに対して相手がそれなりの感謝の意を表してくれないときには、「私はこんなに無理してやってあげたのに、全然わかってない！」と相手の無神経さに腹が立ち、ストレスが生まれます。さらに、そんな相手の力になろうとして頑張った自分が情けなくなり、ダブルでストレスがたまるのです。

そうならないための最善策は、**「無理をしてまで手伝わない」「いやなときはきちんと断る」**ことに限ります。

こんなふうに話すと、「頭ではわかっていても、いざ頼まれると、NOと言う勇気がなくて」と言われそうですが、本当にそうなのでしょうか。

ためしに、「頼まれごとは断れない」と言う人に、「今ここで裸になってください」と頼んだとしましょう。本当に「NO」と言わないでしょうか。いいえ、ほぼ100パーセント断るでしょう。つまり、たとえ頼まれごとでも、それができなかったり、いやなことなら、ちゃんと断れるのです。

頼まれごとを引き受けるときにはまず、**「できるか、できないか」**ではなく、**「やりたいか、やりたくないか」**を考えてみましょう。

自分の心の声に従ってやったことなら、たとえ相手がどんな反応をしようと、ストレスにはならないはずです。

発想を転換！ ウマが合わない人の対処法

どんな人にでも、気の合う人、合わない人がいます。学校のように自由に人間関係をつくれる場所なら、気の合わない人とは接触しなければいいのですが、会社ではそういうわけにはいきません。どんなに苦手な相手でも、話をしなくてはなりませんし、共同作業をすることもあるでしょう。

「これも仕事なんだから、割り切ろう」と頭で考えても、心は正直です。一緒にいたくない相手と四六時中顔をつきあわせていれば、どんどんストレスがたまって、心が重たくなってしまいます。まして相手が上司であれば、いやな顔をするわけにもいきませんから、ストレスはますますふくらむばかりですね。

だからといって、すぐに転職を考えるのは賢明ではありません。なぜなら転職先に苦手なタイプが一人もいないという確証はどこにもないからです。むしろ、気の合う人ばかりが集まった職場など、皆無に等しいでしょう。

では、上司や同僚とウマが合わないときには、どうやってストレスを解消すればいいのでしょうか。

いくつか方法はありますが、まず最初に**「あの人は苦手。キライ」という気持ちを捨ててしまう**ことです。ストレスを感じるのは、嫌いという気持ちを押し殺そうと我慢するからで、嫌いという気持ちがなければストレスもたまりません。

こんなふうに話すと「そんなに簡単に苦手意識を捨てられっこない」と言われそうですが、どんなにイヤな相手でも、自分と接していないときはそれほど嫌悪感を感じないものです。だから、そういうときに苦手な相手を遠目に見ながら、「なんだ、それほどイヤな人じゃないかも」とか、「苦手だと思い込んでいただけなんだ」と心でつぶやいてみるのです。

一度や二度では効き目がないかもしれませんが、根気よくくり返していると、不思議に「あれ、前ほどイヤな感じがしないかも」と思えてきます。

「私はあの人が嫌い」と思っていると、いつの間にか同じ感情を相手も抱くようになります。嫌いな人間同士が一緒にいるのは悲劇ですね。相手のことを好きになる必要はありませんが、せめて「嫌い」という感情は捨てるように努力しましょう。

苦手な上司には「はい、はい」と従順に

社会に出ると、さまざまな壁に突き当たりますが、そのなかでも、「上司と気が合わない」「どうしても上司を尊敬できない（好きになれない）」という壁は乗り越えるのが難しいようです。

他の人に頼まれた仕事なら、何の反感もなくとりかかれるのに、嫌いな上司からの命令だと、とたんにやる気がなくなるという人は少なくありません。

また、上司の顔を見ただけで、何か文句を言いたくなったり、反抗的な態度をとり

たくなる人もいるようです。

部下がこうした態度をとれば、上司はなんとか言うことを聞かせようと圧力をかけるでしょう。そうなれば、さらに強い反発が起き、関係は悪くなるばかりです。こんなギクシャクとした関係では、楽しく仕事などできるわけがありません。さて、どうしたらいいのでしょうか。


嫌いな人を無理に好きになることはできませんから、まず第一に、「**上司と気が合わないのは当たり前**」と思いましょう。

友達はたくさんのなかから自分で選んで、時間をかけて信頼関係を育んでいます。さらに、共感する部分や共通の趣味もありますが、上司は違います。同じ会社の同じ部署という接点しかないのですから、最初から気が合うはずなどないのです。

次に、尊敬できないという悩みについてですが、あなたは「尊敬している人物は誰ですか?」と聞かれ、即座に何人もの名前を挙げることができるでしょうか。たぶん難しいと思います。なぜなら、**尊敬する人物など、そうそうめぐり会えるものではないからです。**

ですから、たまたま同じ会社の同じ部署で一緒になった上司が尊敬できなくても、それは当たり前のこと。そう考えてみれば、少しストレスが軽くなるのではないでしょうか。

そこで、上司の命令や指示に対しては、あまり深く考えずに「はい、はい」と従うのがいいでしょう。

反抗すればするほど、上司は干渉したり圧力をかけるものですから、そうならないように受け流してしまうのです。

部下が従順であれば上司は悪い気はしませんから、接し方がやさしくなり、部下のストレスも減るにちがいありません。

口べたな人でもうまくいく魔法の会話

仕事はいつも一人でやるとは限りません。ときには誰かと共同で作業することもあるでしょう。そのとき、相手が気心の知れた人ならいいのですが、それまで口をきいたこともない人とペアになったら、ちょっと気が重いですね。「どんな性格の人なんだろう？」「うまくやっていけるだろうか」「もしわがままな人だったらどうしよう」と、不安な気持ちがふくらんでしまうかもしれません。

こういったモヤモヤを解消するには、相手と話すのがいちばん。なぜなら、不安の原因は、相手の情報が不足しているケースがほとんどだからです。

しかし、相手の情報がないということは、互いの共通項もわからないわけですから、話のきっかけをどうつかんだらいいか迷うでしょう。こんなときは、**とりあえず褒め言葉から入れば好感触**です。

たとえば、「素敵なシャツをお召しですね」とか、「○○さんは、器用なんじゃないですか。そんな印象を受けますが」といった他愛もないことでいいのです。人は誰でも褒められれば悪い気はしませんから、何かしら好感の持てる返事をしてくれます。

そして返事をもらったら、それをまた返すという言葉のキャッチボールをくり返しましょう。自然に互いの距離が縮まり、仕事がしやすくなるはずです。

ただ口べたの人には、話のキャッチボールがストレスになるので、あまり難しく考えず、相手の言葉をくり返すだけでもかまいません。

たとえば、相手が「私の出身は北海道なんです」と言えば、「ああ、北海道のご出身なんですか」と答えればいいのです。

「でも、大学は九州なんです」と言われれば、「大学は九州なんですか」と答えるというように、オウム返しをするだけなら、気を遣わなくてすみますし、何より相手が喜んでくれます。

なぜなら、**同じ言葉をくり返すことによって、「私はあなたの話をちゃんと聞いていますよ」というメッセージにもなります**。同時に、相手は自分の言葉をくり返してもらえることで、受け入れてもらえた気持ちになるからです。

人は、相手の話を聞くより、自分の話を聞いてもらったほうが「親しくなれた」と感じます。相手とよい関係を築きたいのなら、聞き上手になる努力をしましょう。

気持ちのあせりから抜け出す秘訣

どんな仕事にもストレスはつきものですが、数字で仕事が評価されてしまいがちな営業職は、とくに感じやすいといえるでしょう。

一生懸命に努力をしていても、お客様が買ってくれなければ売り上げは伸ばせませんし、不景気だからといって目こぼしされるわけでもありません。

ノルマが達成できなければ、会社にいても心は休まりませんし、頭の中は売り上げを伸ばすことでいっぱいになってしまいます。そんな状態に陥ると、表情や言動にもあせりが出てしまいますから、それがまたお客様を遠ざける原因になります。まさに泥沼状態ですね。

こうした負の連鎖を断ち切らなければ、ストレスはたまる一方。だからこそ、成績不振の営業マンが胃潰瘍になったり、円形脱毛症になったりするのです。

そんなときは「なんとか大きな契約をとって、一発逆転をしたい！」と思いがちですが、小さな契約もとれないのに、大きな契約などそう簡単にとれるわけがありません。大物ねらいは成功率が低いので、ますますストレスをためてしまいます。

ですから、**成績不振のときこそ、小さな仕事を大切にしましょう。**

たとえば、以前おつきあいのあったお客様のところを回って、販売した商品の具合を聞いてみる、お客様が今どんなものを求めているのかを伺ってみる、などといった仕事もいいかもしれません。

どちらも直接的に売り上げを伸ばすものではありませんが、「商品を売ってしまえばそれきり」という営業マンに次の仕事はめぐってきません。買った後でも、あれこれと気を配ってくれる人こそが、お客様に信頼されて「どうせ買うなら、○○さんのところにしよう」と思ってもらえるのです。

「買ってもらう」ことだけを目標にすると、ハードルが高くてストレスがたまりますが、その一段階前の「会ってもらう」を目標にすると成功率がぐんとアップし、達成感を覚えられます。

「会ってもらうことができた！」という成功体験を「やった。できたぞ！」と心の中で何度もかみしめると、だんだんに心が元気を取り戻し、あせる気持ちも薄らぎます。仕事も人生も大切なのは小さなことの積み重ね。そして、**小さなことに喜びを見出せる人が、最後に大きな幸せをつかむ**のです。

イメージ・トレーニングで不安を吹き飛ばす

大きな商談や大切なプレゼンテーションの前になると、気分がワクワクする人と、不安でたまらなくなる人がいます。両者のモチベーションの違いは何だかわかりますか。楽天家か心配性かといった性格の違いもあるかもしれませんが、実はそれだけではありません。

気分が高まる人の頭の中には、契約が成立したときのイメージや、堂々とプレゼンをしている自分といった、よいイメージが描かれているのです。だから、本番が楽しみなのですね。

逆に、不安になる人は、お客様から契約を断られるシーンや、しどろもどろでプレゼンをしているような、悪いイメージを心の中に持っています。そのために気持ちが落ち着かなくなってしまうのです。そしてこのイメージは、本番のときにも大いに影響します。

たとえば自転車に乗る練習のとき、補助してくれる人が手を離しても倒れず進めるのに、「手を離したよ」と聞いたとたん転んでしまうことはよくあります。これは、頭の中に「手を離されたら転んでしまう」というイメージがあるからです。

また、スキーを始めたばかりの頃は、調子よく滑っていても、「そろそろ転ぶかな」と思ったとたんに転んでしまったりしますが、これも同じことです。

つまり、頭の中に悪いイメージを描くと、それが本当のことになってしまい、それとは反対に**よいイメージを描くと、うまく事が運びやすくなる**のです。

成功した自分を思い浮かべるイメージ・トレーニングは、多くのスポーツ選手にも取り入れられています。

オリンピック女子マラソンで金メダルをとった高橋尚子選手は、「35キロあたりでスパートして、トップで競技場に凱旋する」というイメージを、くり返し心に刻み込んだそうです。そして、実際にそのとおりのことをやったのですから、素晴らしいですね。

もちろん、それまでの地道な努力があったからこその成功ですが、世界のトップになるという想像を絶するようなプレッシャーに負けなかったのは、このイメージ・トレーニングがあったからかもしれません。

ですから、もしあなたが大きなイベントの前にストレスを感じやすいタイプなら、ぜひイメージ・トレーニングをためしてください。きっと心が落ち着き、本番が楽しみになることでしょう。

失敗の特効薬は〝忘れること〟

世の中には、いろいろな考え方を持っている人がいますが、「私は、仕事で失敗するのが大好きだ」という人はまずいません。どんな人でも、失敗やミスなく仕事をしたいというのが当たり前ですから、失敗をすれば落ち込む場合もあるでしょう。

この落ち込んだ気持ちをバネにして「次は絶対に失敗するもんか！」と、プラスの方向に転換できるときはいいのですが、気持ちが弱っているときや疲れているときなどは、「私ってダメ人間だなぁ」「自分が情けなくなってくる」などと、どんどんマイナスの方向に向かってしまいがちです。

その仕事が自分の得意なものだったり、自信をもってやっていた場合はショックは大きいものです。まして周囲の期待を裏切った場合などは、なかなか暗い気持ちを振り切れないこともあるでしょう。

けれど、よく考えてみてください。**どんなに悔やんだり落ち込んだりしても、「失敗した」という事実は変えることはできません。**「後悔先に立たず」ということわざにもあるように、してしまったことは、あとになって悔やんでも取り返しがつきません。

ですから、こういった場合に何より大切なのは「忘れること」です。

「失敗を忘れなさい」と言うと、ひどくチャランポランな考え方のような印象がありますが、忘れるのは、「あのとき、○○しておけばよかった」「どうして△△に気づかなかったんだろう」といった、考えても答えの出ないモヤモヤした気持ちだけです。

そして失敗の原因を自分なりに考え、「今回の失敗は○○のせい。次はその点に気をつけよう」という答えを出しましょう。答えが出れば、もう悩む必要はありません。


アメリカの発明王トーマス・エジソンがこんな言葉を残しています。

「私は失敗したのではない。うまくいかない方法を見つけただけだ」

彼は84年の生涯の中で、2000件以上の特許を取得していますが、数多くの発明が生まれたのは数え切れないほどの失敗があったからこそです。

落ち込んではかりでは、成功にたどりつけません。**失敗を積み重ねても、その先に成功があればOKなのです。**

比べるのは〝過去の自分〟

あなたは子どもの頃に「みんなは××が上手にできるのに、どうしてあなたにはできないの?」「△△君みたいに100点とってちょうだい」などと言われ、傷ついた経験はありませんか。

心の中で「私は私。他の人と比べないで!」と思ったことはないでしょうか。

そのときは、人と比べられることに嫌悪感を抱いていたのに、年齢を重ねるにつれ、自分を人と比べて、落ち込んだりストレスを感じる人は決して少なくありません。

新入社員のA子さんは、同期入社のB子さんと自分を比べて暗い気持ちになっていました。なぜなら、B子さんは先輩から教えられた仕事をどんどん覚えていくのに、自分はなかなか覚えきれず、先に進めないからです。

B子さんの仕事ぶりを見るたびに、「どうして私は彼女みたいにできないのかしら?」「私はグズなんだわ」と思ってしまい、会社に行くのさえつらい状況に陥ってしまいました。

しかし、A子さんがそんな暗い気持ちから抜け出せたのは、

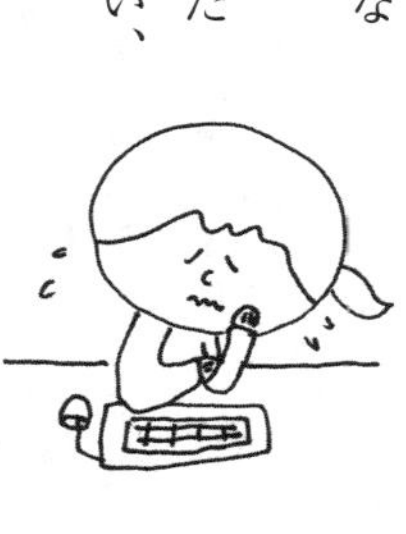

上司の言葉のおかげでした。それは「**うん、昨日よりうまくなったね**」「**おや、前より、ぐんと進歩したね**」といった褒め言葉だったのです。

それまでのA子さんは、仕事の成長ぶりをB子さんとばかり比べていたので、劣等感を覚えていたのですが、その上司は過去のA子さんと現在のA子さんを比べて評価してくれました。

どんなに不器用な人でも、毎日、真面目な積み重ねをしていれば、必ず少しずつ上達しています。その成長を無視して、他人と自分を比べて落ち込むのは無意味なことです。

もしあなたが他の人と自分を比べて、「劣っている」ことをストレスに感じているのなら、過去の自分と今の自分を比べてはどうですか。

きっとあなたらしい成長が浮き彫りになり、自信が湧いてくるにちがいありません。

「つまらない」という言葉は禁止

就職先を選ぶとき、賃金の高さよりも、「やりがい」を求める傾向があるといいます。長い期間その会社で働こうと思うのなら、それは賢明な選択でしょう。

ファッションに興味のある学生はアパレル関係の企業へ、マスコミに興味のある学生はテレビ局やラジオ局といった具合に、「自分のやりたい仕事を思いっきりやろう」と期待に胸をふくらませて入社するわけです。

ところが、すぐに壁に突き当たります。それは、「やりたい仕事をさせてもらえない」という現実です。

これはどこの会社でもほぼ同じだと思いますが、デザイナー志望で入ったからといって、すぐにデザインの仕事をさせてもらえるわけではありません。最初のうちは雑用を言いつけられることが一般的です。

そのため、「私はこんなことをやるためにこの会社を選んだんじゃない」と思ったりもするでしょう。そして仕事そのものに失望してしまう人もいるのです。

しかし、こういった小さな仕事を軽く見ているようでは、いつまでたっても自分のやりたい仕事はできません。なぜなら、小さな仕事すらきちんとできない人に、責任ある仕事など任せられないでしょう。

また、**雑用を「つまらない」と考える人は、本当の仕事の面白みや深さを知らないだけ**なのです。

たとえば、お客様へお茶を出す仕事について考えてみましょう。

ただお茶を出しさえすればいいのなら、誰でもできるつまらない仕事かもしれません。しかし、お茶の出し方ひとつで、その会社の格を見られるとしたら、それはつまらないどころか、とても責任の重い仕事ですね。

これは決して大袈裟な話ではありません。これから取引をしようかどうか考えているようなお客様は、興味をもっていろいろなところを見ています。そんなところに、いかにもつまらなそうにお茶を出す従業員がいたら、「覇気がない会社だな。取引先としては心配かもしれない」と思われる場合もあるのです。

つまらない仕事は「つまらない」という思い込みから生まれます。どんな仕事でも、その意味を深く突きつめて真剣に取り組めば、「つまる仕事」や「やりがいのある仕事」にできるでしょう。

愚痴も笑い話にできる

居酒屋に集うビジネスマンの会話に耳をすませていると、必ずと言っていいほど、上司の愚痴が聞こえてきます。

「あのクズ課長、何でもかんでもオレのせいにしやがって」とか、「もう、うちのバカ部長って本当に口うるさいの。小姑みたい」と話している人たちの顔は、眉間にしわが寄り、口角が下がり、鼻の穴がふくらんで、お世辞にも「いい顔」には見えません。

そして、面白いことに、愚痴を聞いている人の顔も、同じように不愉快そうな表情になっているのです。まるで、愚痴を吐き出している人の感情が、聞き手の心にまで入り込んでしまったようです。

せっかくお金を払って、おいしいものを食べたり飲んだりしているのに、こんなに不機嫌な時間を過ごすのはもったいないですね。お酒を飲むなら楽しいほうがいいに決まっています。

だからといって、「いやなことがあっても、上司の愚痴は我慢したほうがいい」というわけではありません。お腹の中にドロドロとした思いをためていたら、それこそ体に悪いでしょう。

私が提案するのは、**愚痴の吐き出し方にちょっとした工夫をする**ことなのです。

以前、あるレストランに入ったときのことですが、近くの席に三人組の若い女性が座って食事をしていました。彼女たちはキャッキャと笑い声をあげながら実に楽しそうにおしゃべりしていたのですが、聞こえてくる会話はどうやら上司の悪口なのです。

「ケンちゃんったら、直帰しますとか言いながら、夕方から飲んでたらしいわよ」

「マジ？　でもうちのピカリンも、3時頃、本屋で立ち読みしてるの見たよ」

「へぇ、そう考えるとペンギンのほうがまだマシかもね」

この会話だけ聞いたのではちょっとわかりにくいかもしれませんが、彼女たちは自分の上司に、ユニークなあだ名をつけて愚痴を言い合っていたのです。


このあだ名というのがポイント。

「クズ課長」や「バカ部長」という言い方にはトゲがあり、愚痴も毒々しくなってしまいますが、可愛いあだ名では、愚痴も笑い話になりますね。

悪口や愚痴は深刻に話せば話すほど、その人のストレスを増大させるもの。**あだ名をつけたり、笑い話にすれば、上手に発散させることも可能**というわけです。

職場のイジメで泣かないために

「イジメ」と言えば、学校や子ども同士で起きるものと思われがちですが、大の大人が集まる職場でも、やはりイジメは存在します。さすがに暴力をふるわれるようなことはありませんが、けっこう陰湿なものが多く、精神的ダメージも深刻です。

職場で多く見受けるイジメのひとつが「無視」でしょう。

たとえば、ランチタイムのベルが鳴ると同時に、みんなが誘い合わせて食事に行ってしまい、あたりを見回すと誰も残っていないとか、自分の知らない間に飲み会が開かれているとか、旅行に行った人がみんなにお土産を配っているのに自分のところだけ外されているとか。

こういったことが日常的に起きると、どんな人だってへこんでしまいます。そして、「もう、やめるしかない」という結論に至ってしまうことも少なくありません。

この手のターゲットにされる人は、意地が悪いとか、仕事がルーズでみんなに迷惑をかけるといったタイプの人ではないようです。突出して仕事ができる、ルックスがいい、イケメンの彼がいる、実家が裕福でお金に困っていない、といったタイプが多いのです。

つまり、恵まれた人への羨望が嫉妬となり、それが無視という形のイジメに発展しているのではないでしょうか。

ですから、たとえ同僚や先輩たちにシカトされたとしても、「なぁんだ、私のことがうらやましくって、そんな子どもじみたことをしてるんだ」と思えばいいのです。

みんながうらやんでいるのですから、**それは屈辱的なことではなく、むしろ名誉なこと。**堂々としているのがいいでしょう。

逆に「私は嫌われているんだわ」と小さくなるような態度をとれば、ますます相手を喜ばすだけ。程度の低いイジメで喜んでいるような人を相手にするのは、時間と労力の無駄です。

最初のうちは一人でランチを食べるのはさびしいかもしれませんが、慣れてしまえばこんな楽なことはありません。毎日、自分の好みの店に行けますし、食後は一人でゆっくり本を読むこともできます。

また、飲み会に誘われないことだって、プライベートまで会社のしがらみに縛られなくてすむのですから、考えようによっては気楽でしょう。

「オフタイムは一人で過ごすのが気楽」という感覚さえ身につけてしまえば、子どもじみた無視など、取るに足らないことなのです。

「いいことノート」で毎日を楽しむ

高齢者の介護をしている家族が先の見えない不安からうつになる、というケースがよく見られます。病人や子どもの世話は、よい方向に向かう喜びや期待があるため、多少苦しい思いがあっても乗り越えられるのですが、高齢者はほとんどの場合、状態が下り坂。介護のやりがいを感じにくいため、強い閉塞感を覚えてしまうのです。

そんな家族の精神的負担を少しでも軽くするのが、「いいことノート」。これは、介護のなかで体験したいいことや、うれしいことを書きとめておくものです。

たとえば、いつもは眠ってばかりいる祖父が、めずらしくずっと起きていたとしたら、「今日はおじいちゃんがいっぱい起きていてくれたおかげで、食事の介護が楽だった」のように書くことができます。

また、特別何もなかった日なら、「今日は何事もなく無事一日が過ぎた。よかった」のように書けばいいでしょう。

こうして**物事をいい方向で考えていくと、小さなことにも喜びを見出すくせがつき、ストレスを減らすことができる**のです。

この「いいことノート」は、ビジネスマンも大いに活用すべきでしょう。

会社で、来る日も来る日も同じ仕事をしていると、「私は何のために働いているのだろう?」といった空しさに襲われることがあります。本当は毎日が新しく、一日たりとも同じ日はないのですが、頭の中で「同じことのくり返しばかり」と思い込んでしまうと、どうしても無気力さに襲われてしまうのです。

しかし、「いいことノート」を書く習慣をつけると、仕事の喜び、働くうれしさを再認識できます。

また、もっといいことを書きたい、昨日とは違ういいことを見つけたいと思うようになるため、気持ちが前向きになっていきます。

さらに、「いいことを見つける」から一段階進んで、「いいことを自分の手でつくろう」という気持ちになるのですから、「い

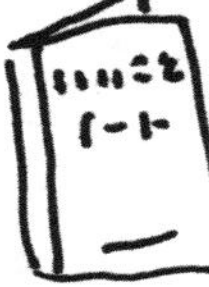

いことノート」の効果は絶大です。

もし、あなたが毎日の仕事にやる気や魅力を失っているのなら、ぜひこの方法をためしてみてください。きっと、見えなかった仕事の喜びが、再び見えるようになるはずです。

第2章

すぐできる「気分転換」のコツ

●●●●●

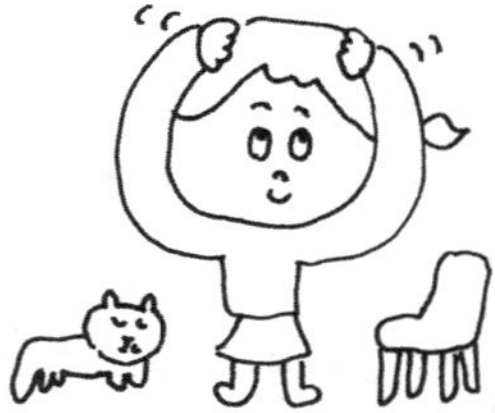

ゆっくりと息を吐く

イライラしたり、不安を感じたり、落ち込んだり。このように精神的に何かダメージを受けて気分が滅入っているとき、自分自身の呼吸がどんな状態かを、一度確かめてみてください。そういうときは、間違いなく呼吸が浅く、速くなっているはずです。

人間が不安や恐怖を感じたとき、そのストレスによって体内では神経を興奮させるノルアドレナリンが分泌されていて、血圧や心拍数が高くなったり、血流が悪くなったりします。

神経が緊張状態になると、同時に呼吸も浅くなってしまうのですが、**呼吸を意識的に深くすることで、心身の緊張をとくことができます。**

深く呼吸をするというと、深呼吸をイメージするかもしれませんが、それが胸を大きく膨らませるものなら、おすすめしたい呼吸法とは違います。

女性の場合は、胸を膨らませる胸呼吸をする人が多いのですが、**リラックスのための呼吸法では、お腹を使った腹式呼吸をするのが基本**です。

腹式呼吸にはいろいろなやり方がありますが、気持ちを落ち着かせるための呼吸では、それほど難しく考える必要はありません。

ポイントだけを覚えて、いつでもどこでもすんなり腹式呼吸ができるように練習しておくといいでしょう。

①椅子に腰かけて、上半身をまっすぐに伸ばし、肩の力を抜いておきます。
②おへその5センチほど下にある「丹田《たんでん》」という場所を意識します。
③まず丹田に手をあて、お腹から吐き出すイメージで、ゆっくりと息を吐き切ります。
④吐き切ったら、丹田を意識しながら自然に息を吸い、またゆっくり吐きます。

呼吸は両方とも鼻呼吸でもいいのですが、吸うときは鼻、吐くときは口から細く吐く方法が効果的です。

とくに眠れない夜など、腹式呼吸で息を整えるとリラックスしてよく眠れるのですが、このとき自分の吐く小さな息の音に意識を集中すると、なおいっそう安らぎますから、ぜひ一度ためしてみてください。

忙しいときこそ、机の整理

「ちょっとホチキスを貸してもらえる?」と言われて、すぐに準備できる人の机は、たいていきれいに整頓されています。

「整理が上手な人は仕事ができ、そうでない人は仕事ができない」と一概には言えませんが、整理整頓がうまい人のほうが効率のいい仕事をする傾向はあります。

オフィスを訪ねると、机の上に書類が山積みになっていて、ひとつでも取ったら雪崩を起こしそうな机を見ることがありますね。

こういった机の持ち主に限って、「他の人にはどこに何があるかわからないかもしれないけれど、僕には全部わかっているんだ。整理すると、かえってわからなくなってしまうんだよ」などと涼しい顔で話していますが、これは詭弁にしか聞こえません。いくら、どこに何が置かれているかがわかっていても、それを取るのに苦労するようでは意味がないからです。

忙しいときは、つい書類を積み重ねたり、使った文房具を机の上に置きっぱなしにしがちですが、そういうときこそ、まず机の整理をしたほうがいいでしょう。

すっきりと整理されていれば、イライラしながら何かを探す手間が省けます。**欲しいものがすぐ手に取れるだけで、ストレスはグッと軽くなる**のです。

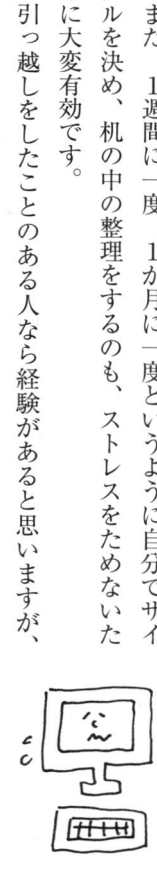

また、1週間に一度、1か月に一度というように自分でサイクルを決め、机の中の整理をするのも、ストレスをためないために大変有効です。

引っ越しをしたことのある人なら経験があると思いますが、部屋の中に置かれたものをすべて出してみると、その半分くら

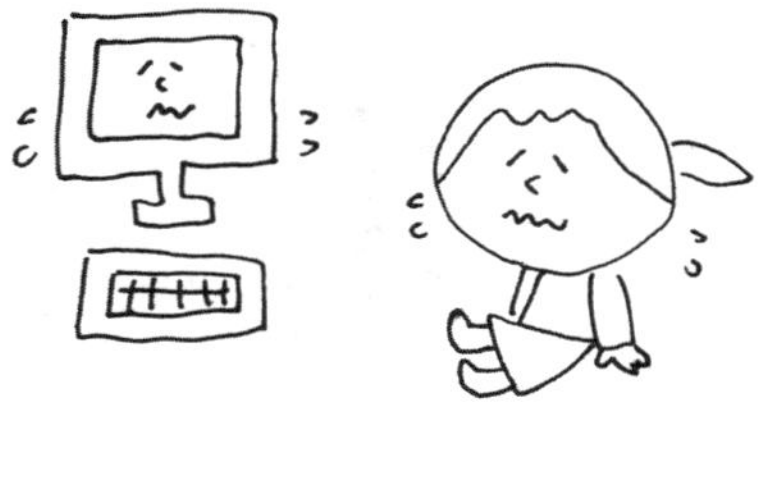

いは使ってなかったり、今後使う予定もなかったりします。場合によっては、即捨ててもかまわないものもあるでしょう。

オフィスの机にも、これと同じことが言えるでしょう。

とくに仕事で使うものは「あとで必要になるかも」と思って、保管してしまうので、知らず知らずのうちに、本当はゴミというものが増えてしまうのです。だからこそ、一定のサイクルで清掃をすれば、いつも机はすっきり、ストレスフリーの仕事ができるというわけですね。

ランチタイムは気持ちのリセットタイム

仕事が山ほどたまっているとき、あなたはどんなふうにランチタイムを過ごしますか。コンビニでサンドイッチやおむすびなどを買ってきて、片手で食べながら仕事、なんてやっていませんか。

そこまで極端ではなくても、カレーやラーメンといったすばやく食べられるもので食事をすませ、始業のベルが鳴る前から仕事を始める人がけっこういるようです。

しかし、こうした涙ぐましい努力をしても、**仕事をこなす量は、しっかり昼休みをとった場合とあまり変わりがない**ことを知っていますか。

人間の集中力には限界がありますから、長く仕事を続ければ続けるほど効率が落ちてきます。ダラダラと質の悪い仕事を続けるより、いったん頭をリセットし、体の中にパワーを充電してから午後の仕事にのぞんだほうが、結果的にはよい仕事ができるのです。

つまり、ランチタイムは単に食事をするだけでなく、午後の仕事への英気を養うためのリセットタイムでもあるというわけです。

ランチタイムの過ごし方は人によって違いますが、自分が心地よいと思う時間を過ごすのがいちばんでしょう。同僚と思いきりおしゃべりを楽しむのもよし、食事を早めに切り上げて、会社の近くの店を見て歩くのもよし。あるいはコーヒーショップで一人、お気に入りの本を読むのもリラックス効果があります。

もし会社の近くに噴水のある公園があったら、ぜひ足を延ばしてみましょう。噴水の細かな水の粒には、副交感神経に作用して心身をリラックスさせるマイナスイオンが大量に含まれています。

ためしに**噴水の近くに行って、目を閉じて深呼吸**をしてみてください。ひんやりとした水の感触や香りに、心が落ち着くはずです。

どうしても仕事が立て込んで、オフィスから出られないこともあるでしょう。そんなときのために、**デスクの上に、植物を置いておく**のも効果的です。最近は、手のひらにのるくらいの観葉植物も売られていますから、小さなものなら、さほど邪魔にはなりません。

植物には噴水と同じくマイナスイオンを出す働きがあるので、それがデスクにあるだけで、リラックス効果が期待できるのです。

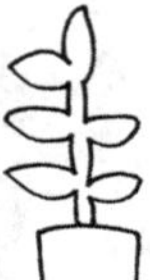

午後の眠気に〝すぐ効く〟ケア

昼食を終えてしばらくすると襲ってくる睡魔は、時として抵抗できないほど強烈で、ついウトウトと夢の世界に入り込んでしまいそうになります。

しかし、用事をいっぱいかかえてゆっくり昼寝している余裕のないときは、なんとかこの眠気に退散してもらうしかありません。

そこで、おすすめの眠気撃退法を紹介しましょう。

- **息を止める**：1分くらい我慢して息を止め、それから息を吸うと、一気に酸素が供給されて、頭がさえた感じがします。
- **耳たぶを引っ張る**：耳たぶをピンと引っ張ってからパチンと離すと、目が覚めたように感じるショック療法です。ただし、強く引っ張りすぎないように気をつけましょう。

●**足や首などを冷やす**：水で濡らしたハンカチなどで首の後ろを冷やしたり、足を冷たい金属につけたりして冷やします。足の裏が温かいとよく眠れるのを逆手にとって、足裏を冷やせば眠気が消えるというもの。足を水につけるのがいちばんいいのですが、できない場合は、クツを脱いで床に足をつけるだけでも効果があります。

●**椅子の高さを変える**：いつもより5センチほど椅子を高くしてみるだけで、目の前に見えている風景や物に対する距離感が驚くほど変わります。体が「いつもと違う」という違和感を感じることで、意識がシャキッとすると同時に眠気も吹き飛んでしまうわけです。これなら、周囲の人に気づかれずに眠気を撃退できます。

●**ツボを刺激する**：手の中指の爪の付け根の内側（親指に近いほう）に、眠気覚ましのツボといわれる「中衝《ちゅうしょう》」がありますから、爪の先で痛くない程度に刺激するのもいいでしょう。

●**ハチマキを巻く**：昔から受験生が気合を入れて「必勝」のハチマキを巻いているように、ハチマキをすると気持ちがキリリと引き締まるもの。意外に大きな効果が期待できます。目立たないところに細いリボンを巻くだけでも、かなり気分がリフレッシュしますよ。

「テクノストレス」を発散するコツ

「テクノストレス」という言葉を知っていますか。これは、パソコンやOA機器といった高度な情報機器によって引き起こされる、さまざまなストレスです。

大きく分けると、コンピューターに適応できない「**テクノ不安症**」と、過剰に適応したために起きる「**テクノ依存症**」の2種類になります。

「テクノ不安症」に陥りやすいのは、主にパソコンが苦手な人。こうした人たちが無理をしてパソコンを使い続けると、ストレスが原因で体にさまざまな異変が現れることがあります。

新しいOA機器を入れたり、職場のシステムの変更などで、急にパソコンを使わされるようになった中高年のビジネスマンなどによく見られるものです。

そして、「テクノ依存症」になりやすいのは、不安症とは正反対のタイプ。職場でも自宅でもパソコンを使い、「パソコンがなくては生きていけない」という、いわゆるパソコン大好き人間がほとんどでしょう。

毎日毎日パソコンを使っていても、まったくストレスを感じませんが、知らず知らずのうちに、人間同士のコミュニケーションが煩わしくなったり、どんなことでもYESかNOかで答えが出ないと、不安やイライラを感じるようになります。

また、現実と仮想の世界の線引きがあいまいになったり、時間や自分の体力の限界がわからなくなって、体を壊してしまうことも少なくありません。

職場で簡単にできる「テクノストレス解消法」は、**まぶたを指圧のように押す**こと。ほんの3分ほどのマッサージでも、目が軽くなり、気分転換や眠気を飛ばすのにも効果的です。

パソコンの画面は静止しているように見えますが、実際はチラチラと動いていて、目にはかなりの負担です。放っておけば、心のストレスになり、体の不調につながります。ですから、パソコンに向かう時間が多い人は、ぜひためしてみてください。

ちょっと疲れたときの1分マッサージ

仕事をしていて、集中力が途切れてきたな、ちょっと疲れたなと感じたときに、職場でも簡単にできる指圧の方法をいくつか紹介します。

まず、疲れた頭をもみほぐしましょう。両手をちょうど野球ボールを包んだような形にして、そのまま頭に指をあてます。そして、軽い力でまんべんなく頭全体を押していきます。

これは、美容院などのサービスでやってくれる頭皮マッサージです。頭皮の血行を促進して健康な髪を育ててくれると同時に、頭蓋骨の下にも刺激が伝わって、脳を活性化させてくれます。1～2分のマッサージで、脳はすっきりします。

また、頭のてっぺんの「百会《ひゃくえ》」というツボへの指圧も、頭の疲れをとるには最適です。百会を中指の腹で強めに1分ほど指圧します。そして1分休み、また指圧する。このくり返しを数回行えば、軽い頭痛などは解消するでしょう。

気持ちがイライラして能率が落ちているときは、手の親指にある「鬼哭《きこく》」というツボを指圧するといいでしょう。

鬼哭は、親指の爪の付け根で、人差し指とは反対側の位置にあります。ここを反対側の手の親指の腹と人差し指ではさむようにして、そのまま10秒ほど指圧します。これを何回かくり返せば、効果は抜群。イライラはスーッとなくなるでしょう。

次は足の裏です。クツを脱ぐ必要があるので、職場では場所を考えないといけませんが、足の裏は「第二の心臓」と呼ばれるくらい大切なツボが密集しているところなのです。

そのなかでも、老化防止や疲労回復、集中力のアップに効くといわれているのが、足のほぼ中央、土ふまずの真ん中あたりにある「湧泉《ゆうせん》」と呼ばれるツボ。ここを手の親指などで指圧するか、デスクの下に忍ばせておいた、足ツボ踏み健康グッズなどで刺激すると、不思議と脳の疲れがとれるのを実感できます。

また、**凝りをほぐすマッサージを受けると、ストレスを感じているときに増えるコルチゾルというホルモンの一種が激減する**といった報告もあります。気軽に立ち寄れるマッサージサロンも増えているようですから、たまにはプロにマッサージしてもらい、ストレス耐性を強くするといいでしょう。

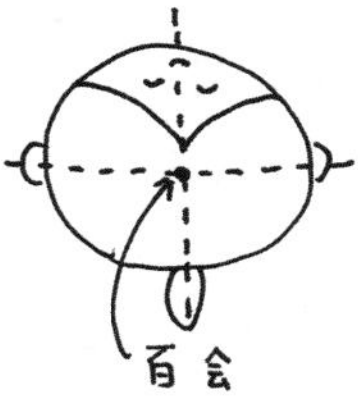

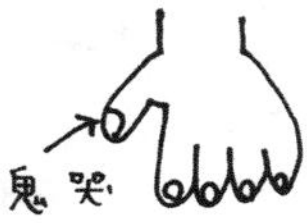

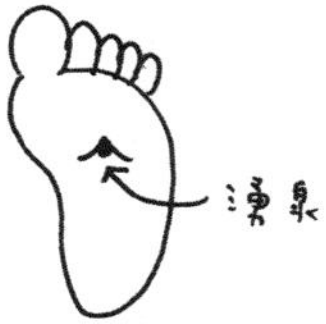

プチおやつで脳を元気に

時間を忘れるほど集中して仕事をこなした後、ドッと疲れが出ることがありますね。何時間もパソコンやデスクに向かったまま作業をしていれば、首も痛くなれば肩も凝るでしょう。

しかしそれ以上に、頭がボーッとして体がだるく、気がつくと何度もため息をついたり、「はぁ、疲れた……」とひとり言をつぶやく人は少なくないでしょう。

仕事が一段落して、たっぷり休憩をとれるときはいいのですが、そのまま次の仕事をしなければいけないときは要注意。**「疲れた……」と言ったり、ため息をついたことによって、体の中に残っていた力が吐き出されてしまっている**ことがあるからです。

そんな状態でいくら頑張ろうとしても、気持ちが空回りするだけでよい仕事はできません。落ちた集中力にイライラしながら時間を浪費するばかりですね。

こんなときは、ぜひともプチおやつの力を借りましょう。

プチおやつとは、ケーキやお饅頭、煎餅といった類のしっかりしたおやつではなく、ポイッと口に放り込めるくらいの小さなおやつです。

「仕事中におやつなんて！」と思われるかもしれませんが、働きすぎて燃料不足になっている脳に栄養を補給するのは不謹慎ではありません。次の仕事を効率的にこなすための、とても理にかなった方法なのです。


疲れた脳細胞を元気にするにはブドウ糖が必要なので、キャンディやチョコレートといった甘いものがいいでしょう。これらの甘いものに含まれているブドウ糖は、過剰な場合には体内ですばやくグリコーゲンに変わり、イザというときにすぐに利用できるブドウ糖に変わるという特性をもっているからです。


おやつといえば、子どものお楽しみという印象が強いかもしれません。子どもは運動量が多いため、**おやつは三度の食事だけではとりきれない栄養の補給**という大切な役目があります。

これは大人にも同じこと。たとえ椅子に腰かけたままでも、仕事をしている脳は大いに働いているので、栄養補給が必要なのです。

根をつめて仕事をしたとき、「はぁ、疲れた」と言う前に、ポケットに忍ばせた甘いものを口に放り込みましょう。驚くほどパワーがみなぎるはずです。

トイレに行くだけでリフレッシュ

上司からガツンと叱られた、先輩からネチネチと嫌みを言われた、後輩のつまらないひと言に傷ついた……。そんなときも泣いたり、カッとしたりせずに、冷静沈着でいられるのが大人です。

しかし、人間ですから、感情をすべて押し殺すことなどできません。頭の中で「冷静にならなくちゃ。取り乱しちゃだめ」と思っても、涙があふれそうになったり、戸棚を蹴飛ばしたくなることもあるでしょう。

そんなときの絶好のエスケープゾーンは、なんといってもトイレです。

就業時間中は断りもなしに外出するわけにもいきませんし、会議室や廊下、給湯室では誰かと遭遇してしまう場合があります。その点トイレは安心。個室に入れば中から鍵を閉められますし、誰にも断りなく自由に行ける場所だからです。

「人を怒りたくなったら、トイレに行ってから怒れ」ということばがあります。これには、どんなにカーッとなっていたとしても、トイレで2～3分を過ごせば、昂ぶっていた気持ちを静めることができ、勢いにまかせて怒鳴りつけることがない、という意味が込められています。

トイレの中はどこも空気がひんやり冷たいので、血が上った頭を冷やすのにもちょうどいい場所です。

また、洗面台で顔を洗ってしまうのもいいでしょう。冷たい水で顔を洗って深呼吸すれば、昂ぶった気持ちのバロメーターは、半分くらいになっているはずです。

女性であれば、メイクを直すのも大変効果的。乱れた心に落ちかかったメイクでは、どんどん気持ちが落ち込んでしまいますが、それをリセットするために、きれいにお化粧直しをすれば、背筋がしゃんとして「私は大丈夫」という元気が湧いてくるものです。

さらに余裕があれば、鏡に向かって笑顔をつくってみましょう。形だけでも笑顔がつくれれば、爆発寸前の感情をほとんどコントロールできるようになった証拠です。そして「もう大丈夫」と鏡に向かってつぶやけば、リセット完了。職場に戻っても、決して取り乱す心配はありません。

気分が晴れない日には、早退も〝必要〟

「社会人たるもの、上司から叱られたぐらいで落ち込んでいてはいけない」

「無視されるより、叱ってもらえるうちが花」

頭ではわかっていても、やっぱり叱られるのは誰にとっても気持ちのいいものではありません。とくに、同僚や後輩の前でこっぴどく叱られると、いくら自分に落ち度があったとしても、「わざわざ人前で叱らなくたっていいじゃないか」と、上司のデリカシーのなさに腹が立つものです。

こんなときは、いくら集中しようと思っても、悔しさと情けなさがこみ上げて、仕事が手につきませんね。そんなモヤモヤを思いきってリセットする方法のひとつに、「早退」があります。

多少荒っぽいかもしれませんが、腹の虫がおさまらないまま仕事を続け、あたりかまわず不機嫌な空気をまき散らしたり、後輩に八つ当たりするよりはマシかもしれません。

ただし、その際に注意しなくてはならないのが、早退後の行動。**そのまま帰宅して、家でふて寝をするのはおすすめできません。**

一人で家にいれば、考えまいと思っても悔しい気持ちが思い出され、余計にストレスがたまってしまいます。ですから、こういったときは、日頃やりたくてもできないことをするのがいいでしょう。

電車を乗り継いで遠くまで足を延ばしたり、降りたことのない駅で下車し、町をぶらついてみるのも気分転換には最適です。

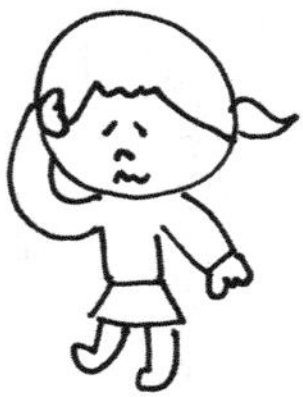

また、話題の映画も平日の昼間なら並ばずに観ることができますし、美術館や博物館などはきっかけがないとなかなか足を運ばない場所なので、こういったタイミングを利用すると新たな発見があるかもしれません。

このように、イライラしていたことからいったん離れてしまうと、「なんであんなに腹が立ったんだろう？」「部長の立場上、ああ言うしかなかったのかな」と、物事を冷静に考えられるようになります。これは、自分の気持ちが修復できた証拠なのです。

もちろん、上司に叱られるたびに早退をくり返すようでは、モラルが疑われてしまいます。早退で気持ちをリセットするのは、どうしてもイライラから抜け出せないときだけにしておきましょう。

赤い色でアドレナリンの分泌がさかんに！

取り立ててイヤなことがあったわけでもなく、面倒な仕事に追われているのでもないけれど、なんとなく力が出ず、会社に行くのが億劫に感じられたという経験、あなたにはありませんか。

こんなときは、「今日は休んじゃえば?」という悪魔のささやきが耳元で聞こえ、思わず会社に休みの連絡を入れそうになりますが、これは思いとどまったほうがいいでしょう。

なぜなら、**「漠然とやる気が出ない日」に休みを取ると、結局は一日をぼんやりと過ごすだけ**。あまり有意義な休みにはならないからです。

もちろん、一日中、何もしないでぼんやりと過ごすのが悪いとは言いません。ときには何もせずに自然の流れに身を任せることも大切です。

しかし、それは「今日は一日、思いっきりゆっくりするぞ」と思った日に限ります。結果的に「ぼんやり過ごしてしまった」というのでは、「もったいない休みの使い方をしてしまったな」と、ストレスがたまってしまうからです。

では、やる気のない気持ちをシャキッとさせ、会社に行く元気を生みだすにはどうしたらいいのでしょうか。そんなときこそ、レッドパワーを使ってみましょう。

レッドパワーとは、赤い色に秘められた元気が出るパワーのことです。

赤い色は自律神経に働きかける力を持っていて、アドレナリンの分泌をうながす効果があります。ですから、**自分の身につけるもののなかに、何か一点でも真っ赤なものを入れる**と大変効果があるのです。

ブラウスやジャケットといった服でもかまいませんし、スカーフやブローチなどのアクセサリー類でもかまいません。これらの赤を身につけるだけで背筋が伸びるような、そんな元気が出てくるのです。


レッドパワーは、自分の目に映る部分だけでなく、見えない下着の場合も効果があるとされています。たとえば真っ赤なパンツ。これを穿くと、交感神経の働きが活発化し、体中にエネルギーが充満してくるのです。

さらに赤い色は、自分だけでなく、ほかの人まで元気にする力を持っています。「赤は派手すぎるから」と尻込みせず、どんどん身につけてパワーアップしましょう。

のんびりすると、かえってストレスがたまる!?

神経を使うような仕事が続いたとき、体はたいして動かしていないのに「疲れた」「だるい」「やる気が出ない」と感じることがあるでしょう。これは脳や心の緊張状態が続いたために起きる症状のひとつです。

こんなときはまず「ゆっくりとしよう」「とにかく体を休めよう」と考えるのが一般的ですね。なぜなら、「疲れには休息やリラックスがいちばん」という考えが定着しているからです。

しかし、すべての人たちが、休息やリラックスによって、心の緊張、すなわちストレスを解消できるわけではありません。それどころか、**「のんびりすること」**で、**かえってストレスをため込んでしまう人もいる**のです。

この手のタイプの人を「A型」と呼ぶ考え方があります。このA型というのは血液型のことではありません。1950年代、アメリカの学者が人間の行動パターンから考えたものです。

A型人間の特徴は上昇志向が強く、人と競い合うことに喜びを感じ、仕事に追われるくらいでないと落ち着きません。ですから、実力以下の楽な仕事を与えられると、普通なら「ああ、楽ができる」と喜ぶところを、彼らは「自分の力を見くびられた」と不安や不満で胸がいっぱいになってしまいます。

だからこそ、A型人間が「疲れた」と感じたときは、**休息ではなく、逆に思いきり体を動かす**ほうがストレスを解消しやすいのです。

体を動かすといっても、会社帰りにジムに寄り、黙々と筋力トレーニングをしたり、これといった目標を持たずに、ただ家のまわりを走るようなやり方はあまりおすすめできません。

A型人間は誰かと競い合うのを好むので、たとえば、会社や地域のスポーツサークルに所属して、バレーボールや草野球、フットサルなどの試合に参加するのもいいでしょう。

スポーツをする時間がないときには、ゲームセンターに立ち寄るのも効果的。もぐらたたきやパンチングマシーンのような体感ゲームならば、ストレス発散にはピッタリです。

なぜか疲れがとれないときにチェックしたいこと

前項で、野心家で競争心の強いA型の話をしましたが、ここでは、あなたがA型人間かそうでないかをチェックしましょう。

次の項目にいくつ当てはまるか数えてみてください。

□今の仕事は自分にピッタリ合っていると思う。
□プライベートより、仕事を優先させてしまうタイプだ。
□人と話していても、つい自分のほうに話題を持っていってしまう。
□感情の起伏・振り幅が大きい。

□何人かで歩くとき、気がつくと前のほうを歩いている。
□いくら評判の店でも、並んでまで入ろうと思わない。
□はっきりいって、自分は負けず嫌いである。
□職場や家庭で、自分の思い通りにならないと声を荒らげてしまうことがある。
□残業や休日出勤は苦にならない。
□仕事に夢中になって、気がつくとひどく時間が過ぎていることがある。
□自分は、仕事ができるほうだと思う。
□私はほかの人より仕事をしている。そしてそれが自慢である。
□仕事は生きがいだ。
□家に仕事を持ち帰ることにあまり抵抗を覚えない。
□死ぬまで仕事をしつづけたい。

15項目中、8つ以上当てはまった人はA型人間といえるでしょう。3つ以下だった人はC型、残りはB型人間になります。

B型はA型と反対のタイプ。C型はそれよりももっと極端で、A型とは正反対のタイプになります。

ですから、C型の人が仕事に疲れを感じたときは、一人静かに散歩をしたり、自然と触れ合ったり、音楽を聴いて瞑想の世界に入るなどするとストレスが解消されます。

単純に体の疲れをとるのとは違い、心の緊張をほぐすには人それぞれにピッタリの方法があります。自分がどのタイプに当てはまるかをあらかじめチェックしておき、効果的な方法を選びましょう。

第3章

スッキリ! イヤな気分を引きずらない習慣

●●●●●

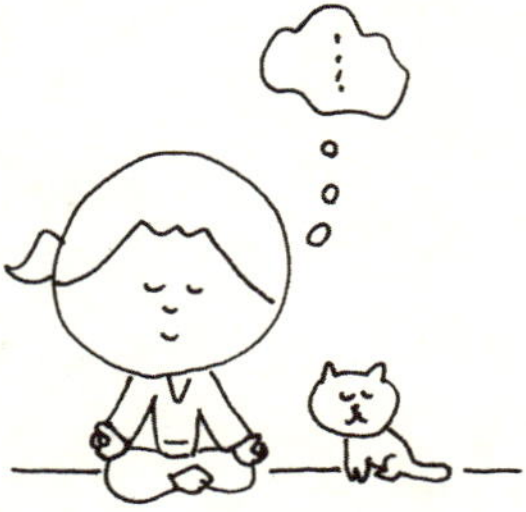

あなたにぴったりのリフレッシュ法は? その1

心をすっきり整理するリフレッシュ法は、人それぞれ。10人いれば10通りのヒーリング・レシピがあるはずですが、なかなか自分にぴったりのやり方が見つからないという人も多いでしょう。

そこで、簡単な質問を用意しましたので、それに答えて自分にふさわしいリフレッシュ法を見つけてください。

【質問】

今日はあなたの誕生日です。お祝いに訪れたバースデーの天使が、「次のプレゼントのうちから好きなものをひとつだけ選ぶように」と告げました。

さあ、あなたはどれを選ぶのでしょうか。

①大判で、体をふわりと包み込める**ストール**。
②渋滞の都心でもスイスイ動ける、**スポーツタイプの自転車**。
③前から観たいと思っていた、**テレビドラマシリーズのＤＶＤ全巻**。
④料理がすばやくできる、**最新式の調理器具**。

それでは、選んだプレゼントによるリフレッシュ法を紹介しましょう。

まず、①の「ストール」は自分を保護し、守ってくれるものを表しています。

①を選んだあなたには、**たっぷりの休養と静かな時間が必要**のようですから、外出を控えて、自宅でゆっくり休養をとるといいでしょう。

あるいは、信頼できる友達に悩みを打ち明けて、心を軽くするのもいい方法です。

①を選んだということは、思った以上に心が疲れているのかもしれませんから、誰かに甘えるのも決して悪いことではありません。

②の「スポーツタイプの自転車」を選んだ人は、アクティブな行動に憧れながら、

なかなかそれを実行できない自分に不満がたまっているタイプ。

雑誌やテレビで、さっそうと生きる話題の人物のライフシーンを見ながら、自分とのギャップを感じて少し落ち込んだりするのもこのタイプですが、それはあなたに天性の向上心が備わっているからなのです。

会社帰りに英会話の教室に通ったり、新たな資格にチャレンジしたり、**前向きな行動をすることで新鮮な気持ちをよみがえらせることができる**でしょう。

あなたにぴったりのリフレッシュ法は？ その2

③の「テレビドラマシリーズのDVD全巻」を選んだ人は、もう一度原点に立ち返って、自分を見つめ直してみたいと思っているようです。

大河ドラマであれ、韓流ドラマであれ、アメリカのドラマであれ、一時は熱心に観つづけて、すっかりとりこになった経験は誰にでもあるでしょう。

もしそれが「ビバリーヒルズ青春白書」や「月曜夜9時の人気ドラマ」のように、

自分の学生時代や実生活とオーバーラップする部分が多いものなら、まるで自分の若い頃の日記を見るような感覚にさえ陥ってしまいます。

ですから、③を選んだ人は、初心に返ったつもりで社会に出た頃のフレッシュな感覚を取り戻し、**積み重ねた今の思いをリセットしてみる**のがいいでしょう。

その方法は、実際に自宅にこもって、いやというほどドラマを観るのもよし、知らない場所に一人で旅に出かけるのもいいのです。

一度日常から離れて、じっくり自分と向き合うことで心のサビを洗い落とし、次のステップへ立つことができるはずです。

④の「最新式の調理器具」を選んだ人は、自分自身の能力を発揮できる環境や施設が整っていないと考えているようです。

「新しいパソコンがあったら、もっと効率よく仕事ができるのに」

「今どきこんな営業のやり方では、自分の力が発揮できないわ」

といった不満から、なんとなく仕事への意欲を失っているのかもしれません。

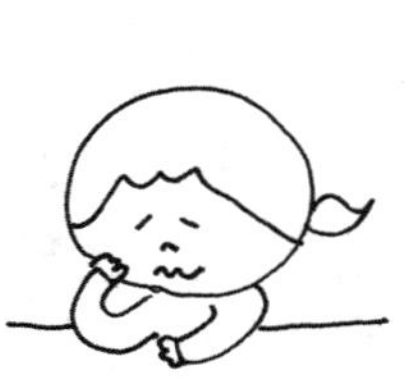

しかし、いつまでも誰かのせいにしていたのでは、何も始まりません。小さな不満を重ねて不完全燃焼を続けるよりも、「機材がないなら腕でカバーする！」といった気迫で、とにかく努力をしてみてはどうでしょうか。

「もう、やりつくした」と言い切れるまでアイデアを出し、提案を続ければ、少しずつ状況が変わるかもしれません。また、周囲のあなたを見る目も変わってくるはずです。

④の場合は、**気持ちの整理ではなく、自分自身の意識を変革することが大切**。甘さを捨てて、めいっぱい自分に厳しく接することで見えてくる、新しい自分像もあるのですから。

お気に入りの香りでヒーリング

忙しい日常のなかでも、心のゆとりは持ちたいものですが、なかなかそうもいかないのが現実です。

とくに人と接する機会の多い仕事場では、笑顔をキープしつづけるのは大変です。

そこで、ためしてほしいのが、いつでも手軽にできる**アロマヒーリング**。もちろん自宅の室内ならアロマキャンドルに火を点けたり、お香を焚いたり、自由に香りを楽しめますが、外出先や仕事場ではひと工夫が必要です。

まず、いちばん簡単なのは、自分自身の肌に香水やコロンをつけることですが、仕事場などで香水の香りを漂わせることはマナーに反します。そこで、手軽に香りを楽しむなら、ハンカチにお気に入りの香水やアロマオイルなどをごく少量たらして、時おり嗅ぐ方法がおすすめです。

あるいは、香水やアロマオイルを少量しみこませたコットンを小さな袋に入れて、香り袋として持っているのも女性らしい作法です。とくにハーブを使ったアロマオイルは心に直接働きかけますから、リラックス法としてはとても有効です。

主なアロマオイルの効用を挙げてみましょう。

- **ローズ**：自尊心を高めて、気高い気持ちになります。
- **ジャスミン**：心を落ち着かせ、くつろがせる働きがあります。

・**ベルガモット**：気分をリラックスさせ、元気づけてくれます。
・**レモングラス**：心の疲れを癒し、気分をリフレッシュします。
・**ゼラニウム**：不安をしずめ、気持ちを高揚させる効果があります。
・**ローズマリー**：ストレスを減少させ、バランスをとってくれます。

こうした香りのヒーリングを最も効果的に活かせるのは、実は朝夕の通勤時間。さまざまな匂いが混じり合う電車の中で、外部からの匂いをシャットアウトしながら、一人ほのかにアロマオイルの香りを楽しむ方法があります。マスクにオイルをつけたコットンを入れておけばいいのです。

最近は、季節を問わずマスクをしている人が多いので、これならいつでもリラックスタイムが満喫できます。

自宅でできるフットケア

あなたはオフィスでどんなクツを履いてますか。「行き帰りはパンプスだけれど、オフィスではサンダル」の人も少なくないでしょう。しかし、お客様と接する機会が多いと、朝から晩までパンプスを履きつづける人もいるはずです。

ハイヒールにもいろいろありますが、つま先が細くヒールが高いパンプスは、見た目はいいけれど足への負担は大きくなります。

長時間こういったクツを履いていると、足だけでなく体全体が疲れるもの。体と心は連動していますから、**体の疲れが心の疲れとなり、ストレスに変わっていく**のです。

だからこそ、ハイヒールを履いて仕事をしている人は、夜、足の疲れをしっかりとってやらなくてはいけません。

ここでは自宅で簡単にできるフットケアを紹介しましょう。

①帰宅したら、すぐにストッキングやタイツは脱ぎ、裸足になる。
②シャワーを浴びるか入浴をして、足の血行をよくする。
③ルームウェアに着替えたら、トゥセパレーターを使用して、足の指と指の間をしっかり広げる（※トゥセパレーターは、足の爪にエナメルを塗るときに使用

する、スポンジ製の小道具。コスメショップなどで購入できる)。
④足の指先を手でもみほぐす。
⑤手の人差し指と親指と中指の3本を使って、足の指を外側に向かって引っ張る要領でしごく。
⑥この動作を1本の足の指につき、3〜5回くらいくり返す。

このマッサージは、とくに難しくはないので、テレビを観ながらでもできますが、好きな音楽を流して、それを口ずさみながらリズミカルにやれば、心の疲れもとれるでしょう。

マッサージが終わった頃には足の疲れがほぐれて、それまで冷たかった足先がポカポカしてくるのがわかります。

お風呂上がりのひと時に、お手軽ヨガ

インド生まれのヨガは今や全世界で愛好され、心と体に健康をもたらすプログラムとして、日本でも幅広く親しまれています。

もちろんヨガ教室に通ってトレーニングを積めればいいのでしょうが、なかなか時間のない人には難しいところです。

そこで、ちょっとした時間やお風呂上がりのひと時に、気持ちも体もすっきりリフレッシュできるお手軽ヨガを紹介しますので、ためしてみてください。

まず、ヨガに入る前に、軽く手足を動かしてストレッチをし、筋肉を温めます。

• 合掌のポーズ

体全体の筋肉の凝りをほぐし、精神をリラックスさせます。合掌のポーズは基本中の基本で、ヨガを始めるときも、終えるときも行います。

①かかと、親指、膝、腿の内側をできるだけくっつけます。

②背筋を伸ばして胸を張り、息を吸います。

③胸の前で合掌し、静かに目を閉じます。
④息を吐きながら、合掌した手をおへそのあたりまでゆっくりと下げます。
⑤そのままのポーズで姿勢を保ちながら、数回深呼吸をします。

単純なポーズに見える合掌ですが、やってみると意外に姿勢を保つのが難しく、終わった後は、しっかりと筋肉が伸びているのがわかります。

・木のポーズ

自分が木になったイメージでやると、精神が安定します。

①合掌のポーズから手を合わせたまま頭の上にあげ、腕は耳の後ろまで引いて、5回ほどゆっくり呼吸します。
②ひじを伸ばしたまま、上半身を腰から左へゆっくり倒して息を吐きます。
③伸ばした右のわき腹がちょっと痛いところで止めて、5回ほどゆっくり呼吸します。

④息を吸いながら、元のまっすぐ立った姿勢に体を戻します。
⑤今度は右側へも、同じようにゆっくりと倒して、5回ほどゆっくり呼吸します。

これをワンセットとして、左右に5回ずつくらいやると効果があります。足から地面に根が生えているイメージでやると、心が落ち着きますよ。完全に慣れたら、片足立ちにもチャレンジしてみましょう。

プチ瞑想でモヤモヤを解消

瞑想というと、あぐらをかいて印を結ぶインドの行者の姿など、神秘的なイメージを思い描く人が多いのではないでしょうか。しかし、厳しい修行をしなくても、気軽に瞑想のいいところだけが得られれば、うれしいですね。

ふだん私たちは眠ることによって心の中の整理整頓をしているのですが、瞑想も睡眠と似通った作用を持っています。

そこで、ためしてみてほしいのが、どこでもできるプチ瞑想です。横にならずに眠ったのと同じような効果があれば、リラックス効果も高まります。

簡単なプチ瞑想のやり方は、次のとおりです。

①畳や床の上で背筋を伸ばし、あぐらをかく状態で座ります。

②座ったまま30回ほどゆっくりと腹式呼吸をします。

まず息を吐き切り、そのまま2～3秒息を止めてからお腹いっぱいに息を吸います。吐くときに、1、2、3と数字を数えるのも落ち着きます。

③腹式呼吸が終わったら、両手は座禅のときのように組んで両膝の上に置くか、上向きに花のような形に開いて丹田のあたりに置きます。

④体の力を抜いて目を半眼にし、意識を眉間のあたりに集中します。

このとき「何も考えないようにしよう」と思うと、かえって雑念が湧いて意識が集中できなくなります。むしろ、ぼんやりした気分でいるか、「雑念があっても気にしない」と気軽に考えればいいでしょう。

⑤瞑想の世界へ導く言葉「マントラ」をくり返し唱えます。マントラは言葉であると同時に、呼吸法でもあり、真言でもありますから、日本語の意味がハッキリわかる言葉より音楽的な本場のマントラを使うほうがいいでしょう。「ソーハム（私は彼なり）」という、宇宙との一体感を求めるマントラには安らぎの響きがありますから、小さく声に出して唱えてみてください。
⑥30分ほどして気持ちが落ち着いたら瞑想を終え、一礼してから、3回ほど大きく深呼吸して背伸びをします。

こうしてプチ瞑想を終える頃には、スッキリとした自分に気づくでしょう。

気になる色で、心の〝願い〟がわかる

私たちはさまざまな色に囲まれて暮らしていますが、色彩が与える影響には大きなものがあります。

パステルカラーの絵を見て心がなごんだり、真っ赤な花を見て元気が出たり、緑あふれる森の中で心癒されたりと、色に影響を受ける場面は数え切れないほど。病院で医師や看護師がブルーやピンクのユニホームを着ているところがありますが、これも色彩が人の心理に与える力を考えてのことでしょう。

そこで、あなたの心をリフレッシュさせるために、まず今の心理状態を確かめてから、カラーセラピーを始めてみてはいかがでしょう。

さて、何も考えず直感だけで、心の中にいちばん気になる色を描いてみてください。それで、あなたの心に必要な色彩のレシピがわかります。

□「**赤**」を描いた人：何か新しいことに挑戦してみようというやる気が出ているとき。ただ、攻撃的な一面も強調されているので、緑や青を使って冷静さを補いましょう。

□「**青**」を描いた人：とても冷静で落ち着いた心理状態です。しかし、物事に対する情熱や意欲が薄らいでいるので、赤やオレンジで気持ちを温めてみましょう。

□「**黄色**」を描いた人：明るく開放的な気持ちで、交際を広げるチャンスでもあります。いやなことは後回しにしたいときなので、茶色で堅実性を補足します。

□「**緑**」を描いた人：やさしい気持ちで安定した状態です。人とのつきあいもうまくいっていますが、疲れを感じたら白い色をプラスして、ゆっくり休養をとりましょう。

□「**ピンク**」を描いた人：穏やかで愛情にあふれた状態です。友人や家族との関係も良好ですが、自分も誰かに甘えたいときなので、オレンジでコミュニケーション力を高めましょう。

□「**オレンジ**」を描いた人：社交的で、仲間や家族との人間関係に関心があるとき。ただ、でしゃばりすぎにならないよう、ときには青や黒を用いてクールな対応を。

□「**白**」を描いた人：素直で明るい心の状態です。でも潔癖性が強く、他人を非難しやすい傾向があるので、緑を周辺に置いて仲間との協調を図りましょう。

あなたの選んだ色は、今の気持ちを映し出す鏡ですから、その色を基調にして、ハートに効くカラーセラピーを始めてみましょう。

ピンクの力で疲れがふっと消える

色で心身を癒すカラーセラピーにはさまざまなものがあります。とくにアイテムを使わずに、いつでもどこでもできるお手軽な方法があります。

それは、呼吸と色彩心理学を組み合わせた「**カラーブリージング**」と呼ばれる色彩呼吸法です。色のパワーを呼吸法によって身体に取り入れ、心身の不調を取り除こうというヒーリング術で、アメリカで始められました。

ある特定の色をイメージして呼吸すると、ヨガと同じように目には見えない体内のエネルギーセンターに影響が与えられ、さまざまな心身的症状が改善されて、疲労回復と意識の活性化に役立つ、というのがその考え方です。

なかでも**人間の生体機能を高め、若返りに効果がある**といわれる色彩がピンク。

ピンクを思いきり体に取り込むことで、新陳代謝がさかんになってアンチエイジングにも役立つといいますから、やって損はないでしょう。

やり方はとても簡単で、次のとおりです。

①心の中で花や布などピンクのものを思い浮かべ、ピンクを強くイメージします。

②自分の体が風船になったつもりで、イメージしたピンク色の空気を体中に取り入れていきます。具体的には、足の裏からピンク色の空気を取り込んでいるとイメージしながら、ゆっくりと吸い込みます。

③吸い込んだピンクの空気が体中に満たされ、手足の先の隅々にまで行き届いているイメージを描きます。

④体型や肌のトラブル、老化や不調な箇所、精神的なウイークポイントなど、とくに気になるところがあれば、そこを意識してピンクの風を送ります。

⑤空気が満ちたところで息を止め、今度はゆっくりと吐き出します。

以上を10分程度続ければ充分ですが、心地よい感覚を楽しむなら、30分くらい続けても問題はありません。

とくに朝起きてすぐや夜眠る前に行うと、ヒーリング効果が高く、慣れてくると休憩時間などの短い時間でも、すっと呼吸の感覚をつかむことができます。

1か月もすると、肌や体の調子がよくなる例が多いそうですから、ためしてみてください。

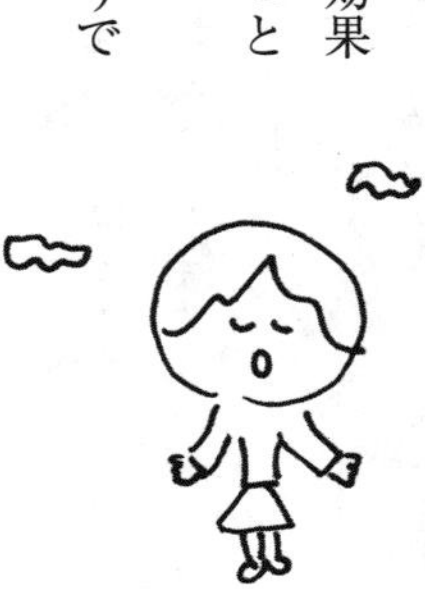

色彩呼吸で元気を取り戻す

簡単にヒーリング効果の得られる色彩呼吸法のよさを紹介しましたが、取り入れる色はピンクに限りません。

そのときどき、気になる心身の症状に合わせて効果を発揮する色彩がありますから、ちょっと調子の悪いときや疲れがたまったときなど、色別のカラーブリージングをためしてみてください。やり方はピンクの呼吸法と同じです。

●赤の呼吸：なんとなく元気がなかったり、やる気がなくて心が疲れているときは、赤のイメージを使います。透明感のある赤の空気を体に取り入れましょう。

●青の呼吸：青の空気を取り込むと気分が落ち着き、怒りがおさまります。身体的には、アレルギーや目のトラブルなどにも青が効果的です。

●オレンジの呼吸：精神が不安定になったり、イライラするときは、オレンジ色の呼吸がぴったり。人間関係で行きづまったときにもオレンジの空気を吸いましょう。

●緑の呼吸：どことなく体調が優れなかったり、頭の痛いときなどは緑の呼吸を。森の中の新鮮な空気を取り込む気持ちで、緑色を吸い込むと効果的です。

●紫の呼吸：アイデアに行きづまったり、感性が鈍っていると感じたときは、紫の空気がおすすめです。美的センスを高めるにも紫は最適です。

●水色の呼吸：熱をしずめたり、免疫を強化するには水色がぴったりです。なんとなくゆううつな気分のときも、水色の空気が心を浄化してくれます。

●黄色の呼吸：明るい考え方をしたいときや、集中力が欲しいときは、黄色い空気を吸います。風邪のひきはじめや咳、冷え性などにも黄色の呼吸は効果があります。

さらに、これらカラーセラピーの知識を活かして入浴剤を選べば、バスタイムももっと楽しいものになります。

やさしい気持ちになりたいときには、桜などのピンクの入浴剤が最適です。緊張をほぐしてリラックスするなら、森林の香りなど緑の入浴剤にします。精神的に癒されたいときは、ラベンダーなど紫の入浴剤がいいでしょう。明るい気分になりたいときは、レモンの黄色やジャスミンのオレンジ色がおすすめ。美しい色彩に包まれて、ゆったり癒される感覚を楽しんでみましょう。

心のよりどころを見つける方法

ナチュラルで素直な生き方をめざす人が多くなりました。忙しい暮らしのなかでも、心の潤いを忘れない人はとても魅力的です。

そんな、いつでもみずみずしい感性を持ちつづけられるトレーニングをしてみましょう。これは、アメリカの心理療法を応用したセラピーで、自分の心のよりどころを見つけるための、ストーリー性のあるレッスンです。

その方法は、**森の中に建つ自分だけの別荘をただ訪れる**だけ。大切なのは、いかにリアリティをもって森の暮らしを感じられるかです。

①まず、あなたは木々が生い茂る森の中を歩いていきます。
②次に、あなたのお気に入りの別荘にたどりつきます。
③別荘の中に入って、大好きな音楽を聴き、きれいな絵を見ます。
④どこか調子が悪いときは、用意されたあなた専用のお茶を飲みます。
⑤「ありがとう」と森に挨拶をして、森を出ます。

この一連のストーリーを頭に描くことで心が整理され、すっきりするのですが、そのためには場面ごとのディテールにこだわる必要があります。

たとえば、森に生えている木の種類は？　色は？　花は何色？　別荘の外観は？　建物の色彩や材質は？　インテリアはどんなもの？　家の中ではどんな格好でいる？　服の素材は？　素足なの？　調度品はどんな趣味のもの？　食器やキッチンの仕様は？　音楽は何を聴くの？　壁にかかっている絵は？　どんな症状に効くお茶を飲む？　その味は？　などなど。

よく推理小説では、いかに細かな設定にこだわるかが作品のリアリティを決めるといわれますが、このセラピーでも**ディテールにこだわればこだわるほど、癒しの効果が高まる**のです。

そして慣れれば、最後に飲むお茶に実際の治療効果さえ期待できるようになるのですから、ためしてみる価値はありそうですね。

〝いい一日〟は朝一番の鏡から

男性でも女性でも、素敵な人だと思われる条件の筆頭は、笑顔が輝いていること。明るい笑顔を浮かべた表情を見て、いやな感じを受ける人はいないでしょう。

ですから、朝出かける前には必ず鏡の前で大きな笑顔をつくりたいもの。「よし、今日も頑張るぞ！」と気合を入れて、鏡の中の自分に微笑みかけるところから、一日をスタートしましょう。

ところが、365日同じような表情をできないのが人間で、悩みがあったり、トラブルをかかえていたり、失恋したりすると、当然、毎日明るい笑顔がつくれません。でも、もし暗い表情のままで一日をスタートしたら、後でそれを修正するのはもっと大変になります。

そこで、朝一番の鏡に、そっと笑顔の魔法をかけてもらいましょう。

専門家によれば、「笑顔などの身体表現は技術であり、訓練によって上達するもの」なのだとか。

つまりそれは、**心の底から笑っていないつくり笑いでも、本当の笑いでも、脳にはわからずに、笑いによる脳へのいい効果が得られる**ということ。顔の筋肉を上手に使って脳をだましてあげれば、気分も自動的によくなるというわけです。

実際に、笑ったときと同じように頬の筋肉を使って笑顔をつくり、口角をキュッと上げると、脳は「おっ、今日は上機嫌だな。頑張っていこう」とだまされて、ドーパミンなどのやる気ホルモンを出してくれます。


もちろん、ここで不可欠なのは顔の動きをリアルに映し出してくれる鏡です。

どんなに頑張って笑顔をつくっても、鏡でそれをチェックしないと効果が安定しませんから、身近にドレッサーや手鏡、コンパクトなどさまざまな鏡を用意しておきましょう。

そして、鏡の中の自分に、たとえ強引にでも、「親しみやすい笑顔だね」「まだまだ若いね」とプラスの評価をして、鏡と仲よくつきあうことが大切なポイントです。決して「肌が荒れている」「顔色が悪い」などのマイナス評価をしてはいけません。

ストレスにさよならする食生活

なんとなくだるい、やる気が起こらないといったストレス症状が表れたときは、日頃の食生活や栄養のとり方を見直す必要もあります。

とくに外食の多い人や偏食気味の人は、いつの間にか栄養のバランスが偏って、へたをすれば栄養失調や栄養過多にもなりかねません。

「私は毎日サプリメントを飲んでいるから大丈夫」と思う人も多いかもしれませんが、サプリメントには含まれていない微量栄養素や食物からとったほうが効率的なミネラルもたくさんありますから、まずは食事の内容をチェックしてみましょう。

ストレス解消に効く代表的な栄養成分は次のようなものです。「最近、食事に気を遣っていないな」と思ったら、ぜひ積極的にとってみてください。

●**ビタミンB群**：精神を安定させ、集中力を高めます。不足するとストレスに対する抵抗力が落ちます。ビタミンB_1の多い食品は、穀類の胚芽、豚肉、レバー、豆類など。B_2の多い食品は卵、大豆、乳製品、葉菜類など。B_6の多い食品は、かつお、まぐろなどの魚類、レバー、肉など。B_{12}の多い食品は魚介類やレバーなど。

●**ビタミンC**：抗ストレス作用を持つ副腎皮質ホルモンの合成を促進して、強い抗酸化作用があります。ビタミンC群の多い食品は、パセリやブロッコリー、ピーマンなどの緑黄色野菜、レモンやイチゴなどの果物、緑茶など。ストレスや喫煙は、体内のビタミンC消費量をあげるので要注意です。

●**カルシウム**：精神を安定させ集中力を高めます。不足するとイライラします。カルシウムを多く含む食品は牛乳、チーズ、小魚、桜エビなど。糖分をとりすぎるとカルシウム不足になりやすいので気をつけましょう。

●**亜鉛**：新陳代謝をよくし、免疫力を高めます。不足すると意欲が低下します。亜鉛の多い食品は牡蠣、納豆、煮干し、そば、ゴマ、カシューナッツ。亜鉛不足は味覚障害の原因のひとつになります。

- **キトサン**：自然治癒力を高め、ストレスを感じにくい体をつくります。キトサンの多い食品はカニやエビの殻（キトサンは、カニやエビの殻などに含まれるキチンという物質を精製したもの）。カニやエビでアレルギー症状を起こす可能性がある人は、摂取を控えましょう。

落ち込んだ日には、「海草と大豆」

「なんだか仕事がうまく運ばない」

「何をやっても裏目に出る気がする」

そんな気分になったことはありませんか。ちょっとした失敗や小さな判断ミスでも、それが重なると、どんどん自信をなくし、クヨクヨと落ち込んでしまうものです。

そして、クヨクヨしているから、いつものようにスパッと判断ができない。判断が遅れたことで仕事が滞る。その遅れを取り戻そうとあせってミスをする……。まさに負の連鎖ですね。

では、どうしてこういった状況に陥ってしまうのでしょうか。

その原因は「脳」にあります。失敗をくり返したり、判断ミスが起きるのは、脳が活発に活動していないからなのです。

朝、寝ぼけた頭のままで洋服を着替えると、シャツを表裏に着てしまったり、ボタンを掛け違えることがありますね。それと同じです。

ですから、仕事がうまくいかず気持ちがクヨクヨとしているときは、まず脳をシャキッと目覚めさせる努力をするといいでしょう。

脳を活性化させる栄養素に、**グルタミン酸**があります。グルタミン酸は海草に多く含まれているので、「最近、自信がなくて……」というときには、海草を積極的にとり入れましょう。味噌汁の具をワカメにしたり、酒のつまみに海草サラダを食べるだけでも効果があります。

食事で海草をとりにくい人は、コンビニなどで売られている、おやつこんぶを食べるのもおすすめです。残業時などには食べながら仕事ができるので、机の中に常備しておくと便利です。

また、グルタミン酸は大豆食品にも多く含まれているので、豆腐料理などを積極的に食べることでも効果が見込まれます。

ひどく落ち込んでしまうと「何も食べたくない」「食べる気が起こらない」といった状態になりがちですが、脳の構造上、食事をとらないとやる気が抑えられます。**落ち込んだときほど、おいしいものを食べてください。**そうすればやる気が刺激され、萎えていた気持ちがシャキッとなるのです。

モチベーションの低下やブルーな気分には、「海草と大豆」と覚えておきましょう。

❀免疫力を高める〝笑い〟の効果

「笑う門には福来る」ということわざは誰もが知っていますが、最近は笑いが私たちの体によい効果を与えてくれることが医学的にも証明され、改めて笑いによる癒しの効果に注目が集まっています。

私たちの体内にはＮＫ（ナチュラルキラー）細胞という免疫システムがありますが、笑うとそれが増加することがすでに実証されています。２００８年に大阪の吉本興業の「グランド花月」で行われた実験では、漫才や落語、新喜劇を観た直後の血液検査で、18人中14人のＮＫ細胞の活性値が上昇したそうです。

なにしろ、がん細胞をもやっつける働きがあるというのですから、笑いの効能を生活のなかで活かせば、きっとストレスも吹き飛ぶはず。気持ちをリフレッシュするには願ってもない方法でしょう。

笑うと免疫力が高まるだけでなく、ほかにも体にさまざまなよい効果をもたらすことがわかっています。

笑いによって、脳波のなかのアルファ波が増えて脳がリラックスしたり、大脳新皮質に流れる血液量が増加して、脳の働きが活発になります。

また、笑ったときの呼吸は深呼吸や腹式呼吸と同じで、体内に酸素がたくさん取り込まれ、新陳代謝を活発にします。そこで、ストレス解消のために笑うのなら、**思いきり大声でお腹の底から笑い声を出す**のがコツです。

さらに、笑うと心拍数や血圧が上がり、呼吸が活発になって、まるで運動しているような状態になります。それによって、脳内ホルモンのエンドルフィンが分泌されますから、マラソンランナーが味わう「ランナーズ・ハイ」のような幸福感を感じられたりもします。

人は口ぐせどおりの人生を歩む

言葉は「言霊《ことだま》」と言うように、夢を実現する力があるといわれています。

もし、あなたの心が疲れていて、前向きに物事が考えられないときに、「もうだめだ」「困ったな」「何もかもうまくいかない」など、**悲観的な言葉を口にするようになったら要注意**です。

「大変だ」という言葉を口にすると、もっと大変になります。「つらい」と言うと、もっとつらくなり、「悲しい」と口に出すと、さらに悲しくなってきます。「疲れた」と言っていると、ますます疲れてくるのです。

ネガティブな言葉を口にする自分に気づいたら、その時点からすっぱり気持ちを切り替えて、ポジティブ路線に乗り換えましょう。

そういえば、それぞれの道で大成功した人物で、「大変でした」「苦労しました」と話す人はまずいません。

「幸運でした」

「ありがたいことです」

「まわりが支えてくれたおかげです」

彼らの口から飛び出すそんなポジティブな言葉が、きっと成功を築き上げる秘訣だったのでしょう。

そして、「人は口ぐせどおりの人生を歩む」とも言われていますから、まずは自分の口ぐせをチェックすることから始めてみましょう。

「儲かりまっか」「ぼちぼちでんな」という大阪商人の会話は今も健在ですが、「儲かりますか」の問いに「さっぱりあきまへん」と答えるのはNGなのです。

厳しい不況のなかで「順調です」と答えるのはちょっと気が引けても、せめて「頑張ってますよ」「これからよくなりますよ」と、精一杯明るい言葉を返してみてください。


「**人間は、自分の言葉に洗脳される動物**」という心理学者の言葉を借りれば、いつもの口ぐせで自分自身を洗脳できるはず。

「失敗した」「しまった」を「勉強させてもらった」「いい経験になった」に変えましょう。「無理です」「だめです」「できません」を「チャレンジします」に変えるのです。

「なんとかなるさ」「これはチャンス」を口ぐせにすれば、ネガティブな気持ちが逃げていき、スカッとした気分になること請け合いです。

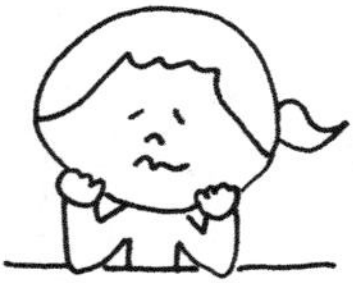

沖縄の「テーゲー主義」を見習おう

青い空、そよぐ南風、そして澄みきったミントブルーの海。明るい太陽の降りそそぐ沖縄は、つねに行ってみたい国内リゾート地のトップを独走する憧れの島です。

観光ばかりでなく、長寿の島としても知られる沖縄は、暖かな風土とのんびりした生活のリズムも魅力的で、老後に住みたい場所としても上位を占めています。

そんな沖縄だけに、都会と比べると、人の感じるストレスもぐんと少ないようですが、沖縄ならではの考え方や生き方にもストレスをためない秘訣があるのです。

その秘訣は、沖縄の人々がよく口にする「テーゲー主義」。「テーゲー」とは、大概や大雑把という意味で、**「いい加減で大丈夫」という生き方**を表現しています。

テーゲー主義で生きる人々は、あまり深く突きつめて考えず、「大体でいいよ」と考えるため、相手をとことん追いつめることがありません。自分も相手も追いつめられるという心配がないから、ゆったり生きられるのか、沖縄の人たちの表情はどこかのんびりしています。

ただ、ビジネスで沖縄を訪れたビジネスマンたちは、このテーゲー主義と約束の時間にこだわらない「ウチナー時間」に悩まされているのだとか。今ではだいぶん改善されてきたウチナー時間ですが、それでも結婚式の披露宴が30分や1時間ほど遅れるのは当たり前だそうです。

自分も住んでみたいと感じるような沖縄の暮らしですが、そう簡単に移住することもできませんから、せめて私たちはそのエッセンスだけでもいただきましょう。

そこで見習いたいのが、沖縄の方言の**「なんくるないさ」の精神**です。

「なんくるないさ」とは沖縄の方言で、「なんとかなるさ」「たいしたことないよ」「大丈夫だよ」などを意味する言葉。でも、そこには決して「どうでもいいさ」という投げやりな気持ちや自分勝手な言い訳の意味はありません。

自分の不運に対しても、誰かの失敗に対しても「なんくるないさ」と言い聞かせるやさしさと強さは、ぜひ学びたいものですね。

第4章

脳にストレスをためない方法

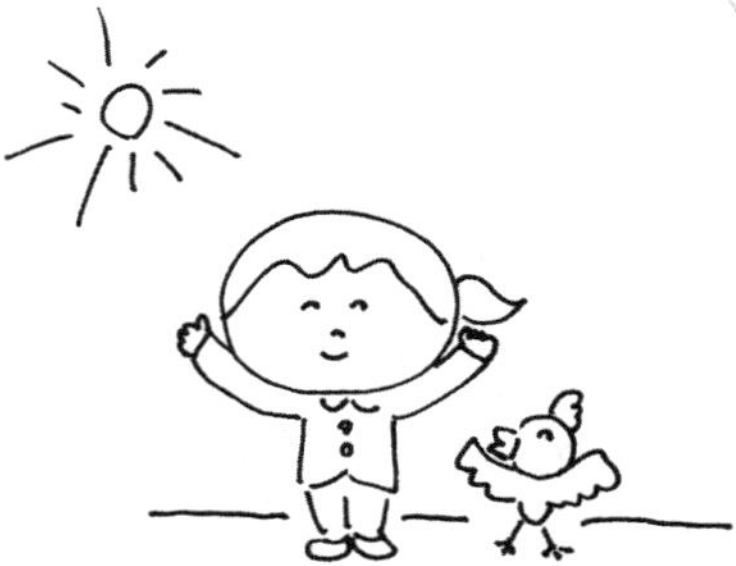

ストレスに負けない脳をつくる3つの方法

スポーツをしている人なら、よくわかると思いますが、一日トレーニングを休んだだけで、動きのきれが悪くなったりします。または、そのスポーツ自体をやらなくなってしまうと、目にみえて筋肉が衰えてきます。

このようなことは、スポーツに限ったことではありません。ケガをして、しばらくベッドや車いすで過ごしたときや、ケガが治った後もリハビリをしないでいると、うまく歩けなかったりします。これは、脚を使わないでいる間に、その筋肉や神経が衰えてしまったために起こるのです。

使わない筋肉は、すぐに衰えてしまいます。これと同じことが脳にもいえます。

脳も使わないと、すぐに老け込んでしまいます。しかし、ありがたいことに脳は70歳を越えても鍛えることができるといわれています。逆に、若いから大丈夫と高をくくって、脳を使わずサボッていると、20歳代、30歳代でもどんどん老化していくので、気をつけてください。脳にも日々のトレーニングが必要というわけです。

トレーニングといっても、苦しいものだったり、難しいものだったりする必要はありません。そんなトレーニングは長続きしないからです。トレーニングは日々の積み重ねなのですから、楽しく気軽にできるものにしたいですね。

さて、ここからが本題。脳を衰えさせない簡単なトレーニング法を3つ提案します。まず、**笑うこと、よく噛むこと**、そして**よく寝ること**です。この3つなら、今からでもすぐできますね。

「楽しいから笑うのではなく、笑うから楽しくなるのだ」と言われるように、笑うことで楽しさを感じると、脳には快感物質ベータ・エンドルフィンが分泌され、活性化されると同時にますます幸福感を味わえるようになるのです。

また、噛むことは顎やこめかみの筋肉をリズミカルに動かすので、脳への血流が増加し新鮮なエネルギーを供給します。

そして眠ることで、疲れた脳を休ませ脳内の再構築を助けます。

これだけそろえば、脳はいつまでも若さを保ち、少々のストレスには負けない、打たれ強い脳になってくれるはずです。今日からさっそくこの3つを心がけてはいかがですか。

早起きで〝体内時計〟のズレをリセット

あなたは、体内時計という言葉を聞いたことがありますか。

実は、私たちの体の中には、体内時計という時計がセットされています。でも、人間の体内時計は、なぜか25時間に設定されているので、そのままでは、目覚めの時間が一日に1時間ずつ遅れていくようになります。これが続くと、海外旅行をしてもいないのに完全な時差ボケ状態になるわけです。

起きていても脳の働きが鈍く、ボンヤリした状態で能率も上がらず、集中力もなく、うっかり居眠りまでしてしまう、ということまで起こってしまうわけですね。

この体内時計のズレをリセットし、脳を生き生きと目覚めさせるためには、まず、つらくても朝早く起きるようにすること。そして、**「今日も新しい一日が始まる」と自分自身の脳にはっきり言い聞かせる**のです。

最近はフレックスタイムの採用などで、ゆっくり寝て遅くに出勤することも可能になってきましたが、睡眠不足の解消よりも、体内時計のズレを放っておくほうが、脳にとっては、ずっと悪い影響があるので気をつけてください。

次に大切なのは、**朝の光を全身にしっかり浴びる**こと。庭やベランダに出て、大きく伸びをしてください。体内時計がリセットされ、新しい一日の時間を刻みはじめます。

また、朝日を浴びると、「セロトニン」という元気の活力となってくれる脳内物質が分泌され、脳自体も生き生きと活動を始めるのです。

逆に、朝日を浴びないと太りやすくなる、という研究も報告されています。人間の細胞の中には、脂肪をため込む性質を持ったたんぱく質がありますが、ありがたいことに、朝日がこれをキャンセルしてくれるそうです。朝日を浴びないと、脂肪をため込みつづけるというわけです。

太ると、記憶、感情、学習といった、人間として大切な事柄を処理してくれる脳の組織の働きが鈍くなるということもあるので、脳の機能から考えても肥満は要注意です。ですから、セロトニンの分泌をうながし、脳が生き生きと気分よく働けるようにするためにも、またダイエットのためにも、早起きして朝日をしっかり浴びましょう。

寝起きの悪い人のためのウォーミングアップ法

朝起きても、しばらく頭がボーとして何もする気になれない、俗に言う寝起きが悪いという人も多いかと思います。

でも、それは脳から考えたら当然と言えます。**目覚めたばかりの脳は、酸素不足、血流不足**になっているのですから、すぐにエンジンが回らないわけです。

だからといって、脳に気合を入れようとして、ベッドからガバッと跳ね起きて元気いっぱい行動するのは逆効果です。エンジンも温まっていない車を、いきなり高速で走らせようとするようなものだからです。

無理強いをされた脳は、へそを曲げてしまい、その日は快活に働こうとしないでしょう。脳にもウォーミングアップが必要なのです。

そこで、ふとんから起き上がる前に、次のような準備体操をして、脳の血のめぐりをよくし、充分な酸素を送り込んであげましょう。

①寝たままの姿勢で、手を伸ばしたまま、手首から下を10回ほどぶらぶら振ります。
②膝をゆっくり腰のところまで持っていきます。そのまま、ゆっくりと膝を大きく回します。外回し、内回しをそれぞれ10回ずつ。この運動は、股関節を回すので、足腰を鍛え、腰痛の予防にもなります。
③ふとんの上に起き上がり、四つんばいになります。このとき、手足とふとんが直角になるようにします。そのまま顔を上げて、視線を前、上方に向け、胸を前に突き出すようにゆっくり大きく息を吸い込み、背筋をそらせます。

次に、息を大きくゆっくり吐き出しながら、首を下げ、自分のおへそを覗き込むように背を丸めていきます。このように吸って吐くを、交互に数回くり返します。

④四つんばいのまま背中を伸ばして、息を大きく吸ったり吐いたりしながら、自分のお尻を見るように首を大きくゆっくり振ります。左右それぞれ数回ずつ。

⑤最後に、そのまま姿勢をできるだけ低くしてうずくまります。全身の力を抜いて10秒ほどじっとします。

朝湯のすすめ

ベッドから降りる前に、この準備体操をすると、全身の血流もよくなって脳にたっぷりの酸素が送り込まれます。

さあ、これで始動開始ＯＫです。爽快に一日のスタートを切りましょう。

「朝湯に入る」と聞くと、贅沢の極み、のん気な生活と思うかもしれませんが、実は、脳の活性化にはとてもよいことなのです。

朝、私たちの体は休息していて起きぬけの状態なので、体温も低く血のめぐりも悪くなっています。このままでは、脳は元気に働いてくれません。ですから、**お風呂に入って体温を上げ、脳を元気にしてあげる**のです。

ただし、寝起きの体は、まだまだ本調子ではありませんから、熱いお風呂は絶対にいけません。ふだんより低めの湯温がベストです。

もし、時間に余裕があるようでしたら、最初の2~3分は腰までの半身浴で、徐々に全身を湯に入れてゆき、ゆっくり時間をかけて体の芯まで温めていくといいでしょう。

そうすれば、全身の血のめぐりがよくなり、目覚めたばかりで酸欠状態だった脳にも、たっぷりと酸素が送られていきます。脳が生き生きと活動を始めるわけです。

また、入浴は、精神的にも身体的にもリラックス作用があり、

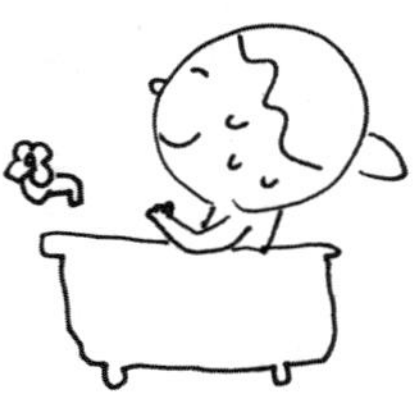

一日の仕事のモチベーションを上げてくれます。

私たちの体には、体内時計がセットされていることは話しましたが、この時計は起床と睡眠のタイミングだけをコントロールしているのではありません。

体温や血液の循環などには活発な時間と低調な時間がありますが、このリズムもコントロールしています。ですから、体温を上昇させることで、この時計を目覚めさせるわけです。

体温が上がると、血液の循環がよくなるほか、新陳代謝を活発にし、疲労回復を促進して、ストレスを解消してくれます。入浴は一日をスタートさせる朝こそ、ふさわしいのです。

脳にいいとわかっていても、「朝からお風呂に入る時間なんてない」という人は、シャワーをおすすめします。

ただし、ぬるめのお湯で、ゆっくり体温を上げていきましょう。シャキッと目を覚まそうとして、熱いお湯や冷水のシャワーを浴びたりするのは、効果も期待できないうえ、心臓にもよくないのでやめましょう。

重要な会議やプレゼンなど、ここ一番というときには、ゆっくり朝風呂に入っていくと、脳も最大限に活性化され、ゆったりとした時間を過ごしたことで、心にもゆとりができ、その日の大舞台は成功まちがいなしです。

朝食には甘いものをとる

前にも話しましたが、目覚めたばかりの脳は酸素不足のうえ、栄養不足です。つまり、お腹が減っているのです。

脳は、体重の2～2・5パーセントぐらいの重さしかないのに、とても食いしん坊で、一日の消費カロリーは400キロカロリー。これは、体全体の消費のなんと約20パーセントにあたります。

現代人は、朝は時間がないからとか、ダイエットのために朝食をとらない人が多いようですが、腹ぺこの脳にエネルギーを補給しなければ活発に働くことができず、思考能力はストップ、集中力もなくボーッとしたままです。

最新の脳研究では、**脳が元気いっぱいに働き出すのは、食事をとって約2時間たってから**と証明されています。もし、受験や重要な仕事のプレゼンなどがある場合は、その開始時間から逆算して2時間前ぐらいに食事をとっておくといいでしょう。

脳のエネルギー源はグリコーゲン、すなわちブドウ糖だけです。朝食には、たっぷりと甘いもの、または炭水化物、果物などをとるといいでしょう。

甘いものは体内に入るとすぐにブドウ糖に変わり、そのままグリコーゲンに変化します。炭水化物も分解されるとブドウ糖になりますし、果物の中に含まれる果糖もグリコーゲンに変わりやすいものです。

良質のたんぱく質も、ストレスを忘れさせてくれる深い鎮静作用があります。つまり、朝食には糖分と良質のたんぱく質を組み合わせて摂取するのがベストなのです。

きちんとした朝食がどうしてもとれないのなら、バナナ、卵、牛乳、ハチミツなどをミキサーにかけたジュースを飲むといいでしょう。朝食を食べないのとは雲泥の差、脳の働きはまったく違ってきます。

さらに、朝食をとれば便秘の予防にもなります。便秘は美容上だけでなく、実は脳の働きにも悪い影響を与えるのです。便秘をすると、体内で過酸化脂質がつくられ、これが脳をはじめ体の機能を弱らせるからです。

食物が体内に入ると、腸の蠕動《ぜんどう》運動が促進されて便意をうながしますが、この仕組みは朝食後に最も強く作用します。

脳のためにも美容のためにも、朝食は欠かせないということです。

仕事は得意なものから始める

さて、得意または簡単な仕事と、苦手とか難しそうな仕事が同時進行の場合、どちらから先に手をつけますか。

おいしいものを最後の楽しみに残しておくタイプのあなたは、仕事も同じように、気の進まないほうから片づけようとしますか。

それは、脳の仕組みから考えると、よい選択ではありません。

脳は刺激を受けると、やる気を出させる「アセチルコリン」という物質を分泌します。ただ、このアセチルコリンを分泌する側坐《そくざ》核《かく》というところは、のんびり屋さんで活動を始めるのがやや遅いようです。つまり始動までのウォーミングアップに時間をかけるのです。

仕事は、やりはじめたときよりも、しばらくしてからのほうが能率アップする、と感じる経験は誰でもあるでしょう。これは、**仕事に慣れた頃に、側坐核がアセチルコリンを分泌して、やる気を充分引き出してくれる**からなのです。

それなら、先に自分のモチベーションの高い仕事から手をつけるようにします。その仕事を処理している間に、よっこらしょと側坐核が始動し、アセチルコリンがたっぷり分泌されて、やる気に満ちてくる頃に、難しい苦手な仕事にとりかかれる段取りにすればいいわけです。

側坐核を味方につけて取り組めば、気の進まない仕事も案外、楽にこなしていけるのではないでしょうか。

また、得意な仕事を先にする利点は、成功体験を得られるという点にもあります。どんな簡単な仕事でも無事になしとげることができれば、誰でもうれしいものです。うれしいと、脳に快感物質が分泌され、活性化し、頭の回転もよくなります。ですから、**先に難しい仕事にチャレンジするより、後回しにするほうが成功する確率は高くなる**わけです。

そのうえ、成功体験は、「自分はできる」という自信をもたせてくれます。先に苦手な仕事に手をつけてうまくいかず落ち込んでしまっては、自信をもてるどころか、自信を失いかねません。そうなってしまっては、できるはずの仕事もできなくなってしまいます。

うまくいくこと、得意だったり簡単なことから手をつけると、その仕事が終わりかけた頃にはアセチルコリンがたっぷり分泌されていて、やる気もたっぷり。おまけに成功体験に裏打ちされた自信も生まれ、次にひかえる難関にチャレンジできるのです。

集中力を途切れさせないコツ

私たちの脳は、コンピューターではありませんから、朝起きてから夜寝るまで、ずっと集中力を保っておくなどとてもできません。

成熟した人間の脳の集中力の限界はだいたい90分です。これは、大学の講義の時間が90~100分単位になっていることからもわかります。どんなに優れた人でも、2時間以上も集中しつづけられることはないでしょう。

ちなみに、睡眠時のレム睡眠とノンレム睡眠のサイクルもワンセットで90分であることを考えると、人間の脳はどうやら90分という単位がお好きなようです。

ところが仕事の時間は、大学の講義のように90分単位ではありません。9時から正午、1時から5時のように脳の集中力限界時間からみれば、かなりの長時間です。

集中力を途切らさずに長時間働くのは、ロボットでもない限り無理です。ですから、仕事を能率的にやっていくためには、脳の限界時間を把握したうえで工夫する必要があるのです。

まず、来週までにこの仕事を仕上げようという大まかな計画から、今日一日でこれとこれをここまでやろうと、一日の目標を定めます。さらにそれを90分単位に小分けして午前2単位、午後3単位にまとめた段取りを組みます。

たとえば、一日の目標がプレゼンの資料づくりなら、午前に資料の読み込みで1単位、資料からプレゼンに適した箇所をピックアップしてストーリーをつくるので2単位目。同様に、午後は、下書きで1単位、原稿の仕上げ、添付グラフなどの整理で1単位、総仕上げとチェックで1単位といった具合にします。

それぞれの単位の間に疲れた脳を休めるための小休止をとれば、一日全体を振り返ってみると、集中力を途切らせず仕事を片づけられたとなるわけです。

また、ひとつの単位をクリアしていくたびに、脳にはひと仕事終えたという達成感が伝わります。

達成感や満足感は、脳をやる気にさせてくれるカンフル剤です。一日の仕事をひとつの単位として行った場合に比べて、**90分ごとの単位で仕事をした場合のほうが、5倍もカンフル剤を打つことができる**のです。

脳の仕組みを知って仕事の段取りを組むと、集中力も能率もずっとアップします。

15分だけ、昼寝をする

人間には、一日に二度、眠くなる時間帯があります。一回は深夜、そしてもう一回は昼食後の午後のひと時です。もともと体内時計がそのようにセットされているのだとか。昼間の眠気は、ちょうど起きている時間の真ん中あたりで、脳が休憩を要求しているのでしょう。

あなたは、午後の睡魔に襲われたときどうしますか。もちろん仕事中なので、濃いコーヒーを飲んだり、ガムを噛んだり、気分転換にトイレに行ってみたりして、なんとかやり過ごそうとしますね。

でも、そんなときは、無理に眠気を抑えず、少し居眠りをしたほうが体も脳もリフレッシュするのです。

そもそも眠くなるのは、脳の中に睡眠物質がたまるからです。この睡眠物質は、今までにざっと30種ほど発見されていますが、とくにプロスタグランジンD_2の睡眠誘発効果は強力だと、ラットの実験で実証されています。このような手強い睡眠物質に、コーヒーやガムなどの小細工が通用するとは思えません。

いくら眠気覚ましに小細工をしても、脳内の睡眠物質は減るわけではないのですから、根本的に眠気は解消しません。こんな状態で、いくら頑張ってみても、脳はだらけたままで効率も上がらず、集中力もありません。

こんなときには、思いきってほんのわずかな時間、昼寝をするのです。

短時間でも、本当に睡眠をとれば、**脳内の睡眠物質がごっそり減り、頭がすっきりさえてきます**。そして、仕事の効率もぐんとよくなるでしょう。

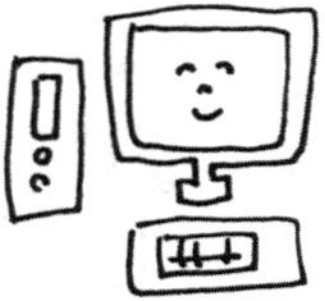

実際、午後に15分の昼寝をしたところ、作業効率が上昇してミスの発生率は激減した、という実験結果が報告されています。

ただし、この昼寝は体を横たえたり、本格的に寝入ってしまっては、逆に体内時計を狂わせ、脳を混乱させてしまうので注意しましょう。

また同様に、睡魔に襲われるからといって、**朝の通勤時の居眠りは厳禁**です。この時間の居眠りは、せっかく目覚めた体内時計を混乱させてしまうからです。

アロマオイルで、頭の働きをうながす

人間の五感のなかでただひとつ、臭覚は脳と直でつながる回路を持つ感覚です。匂いの分子は、鼻に吸い込まれると電気信号になって、脳の「大脳辺縁系」という部分に伝えられます。この大脳辺縁系は、内臓の働きを活性化させたり、基本的な生命活動の吸収・排泄などを管理しているところです。

その他にも感情や記憶にも関係があると考えられています。つまり、香りは、この

ような脳の根源的な部分に直接働きかける重要なものなのです。

集中力がきれて気が散ったり、がっくりモチベーションが下がるようなときは、脳が疲れている証拠です。そんなときは、脳の疲れをとり、活性化させる香りを利用するといいでしょう。

どんな香りが、脳にどのように働きかけるか、その例をいくつか紹介しておきます。

- **ブルガリアンローズ、イランイラン**：論理的思考を司る左脳を活性化させます。
- **オレンジ、ゼラニウム、サンダルウッド**：創造的分野や感情を豊かにする右脳を活性化させます。
- **ローズマリー、レモン、ペパーミント**：記憶力をアップさせます。
- **ペパーミント、レモンバーム、ローズマリー**：混乱している脳を落ち着かせます。
- **バラ、ラベンダー、カミツレ**：イライラを鎮静させます。
- **イランイラン、マジョラム、バラ**：興奮した脳を穏やかにします。

どの香りを選ぶかは、その目的に合わせて、あなたが好きな香りをチョイスすればいいのです。自宅にいるときは、「香」として用いると部屋中が香りに満たされ、いっそうの効果が期待できるでしょう。

職場では、香を焚くことはできませんから、アロマオイルを引き出しの中に入れておき、「疲れたな」と思ったら、休憩室などでそっと香りを楽しむようにしましょう。香水の感覚で手首や胸元につけて、自分のまわりに香りの空間をつくるのもいいかもしれません。脳もすっきりして、また楽しく仕事が続けられるでしょう。

緑茶を飲むと脳はいつまでも老いない

活性酸素という言葉を聞いたことがあるでしょう。これは、かなり悪さをするもので、体の細胞や組織をサビさせて、老化、免疫低下、機能低下を招きます。もちろん、美容の大敵でもあります。

しかし、この活性酸素、もともとはいいやつなのです。体に細菌や異物などが侵入してきたときは、これらと勇敢に戦い、撃退し排除してくれる正義の味方です。ところが、環境は汚染され、オゾンホールから紫外線が大量に降りそそいだり、添加物の摂取などで、活性酸素が大量増員されるようになりました。おまけにストレスの多い生活を続ける現代人は、過剰に活性酸素をつくりだすようになったのです。

そしてとうとう、増えすぎた活性酸素は健康な細胞まで攻撃してダメージを与えるようになってしまいました。とくに、悪玉コレステロールと結びついて起こす動脈硬化は、心臓病や、重大な病気の原因になります。

もちろん脳も、この活性酸素の脅威にさらされています。この悪者をやっつけて、細胞や組織、脳を守ってくれるのが、お茶に含まれる「**茶カテキン**」です。

お茶にも、日本茶、中国茶、紅茶などいろいろ種類がありますが、もともと同じツバキ科の常緑樹の葉や芽が原料です。元の成分にそれほど差はないのですが、つくる過程の乾燥や醗酵のやり方で、その成分や風味が変わってくるのです。

茶カテキンとは、お茶に含まれるタンニンの一種で、お茶の渋みの元になるものです。渋みという言葉から思いおこすのは、やはりなんといっても、あの独特の渋みをもつ緑茶でしょう。

緑茶は蒸してから乾燥させるだけで、醗酵の過程がありません。そのため、緑茶には醗酵によるビタミンCの酸化もなく、タンニンも多く残っています。お茶のなかでも、緑茶がいちばん効果的に多くの茶カテキンをもっているのです。実際、**乾燥した緑茶には、約12~15パーセントの茶カテキンが含まれている**といわれています。

脳をいつも元気で若々しく保つためには、毎食後、また一息つくときなどにも、どんどん緑茶を飲むようにしてはどうでしょうか。

息抜きにはチョコレート

息抜きタイムに食べる、脳にいいおやつは何でしょうか。脳は意外に大食漢で、その栄養源はグリコーゲン、つまり糖分であることは前にも話しました。極度の集中と思考で脳を酷使する将棋の対局などで、棋士がケーキやお饅頭といった甘いものをバクバク食べているのも納得がいくというもの。

甘いものにもいろいろありますが、そのなかでも、チョコレートがおすすめ。

チョコレートには、糖分のほかに脂肪も含まれています。脂肪と聞くと、ダイエットの大敵と敬遠されがちですが、この**脂肪が疲れた脳にはいい仕事をしてくれる**のです。

脂肪は、消化吸収に時間がかかるように働きます。そのため、チョコレートの糖分による血糖値はゆっくりと上がり、長い時間保たれます。

血糖値のゆっくりした上昇は体にもいいことは言うまでもありませんし、長時間の血糖値の維持は、それだけ長い間、脳を活性化させてくれるということを意味します。

ほかにもチョコレートには脳をリラックスさせる成分が含まれているので、一石二鳥のおやつでしょう。


もうひとつのおすすめは、ガムです。

ガムを噛むと、顎の筋肉が収縮し、それにともなって体全体の血流が活発になります。当然、脳へもさかんに新鮮な血液が送られ、活性化するのです。この噛むという行為こそが人類の

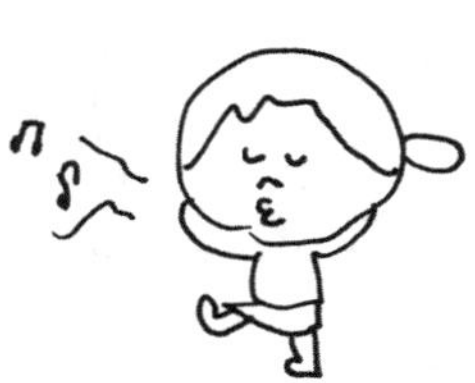

脳を急速に進化させた原因だ、という説があるほどなのです。

もともと人間の体は、リズムのある運動で成り立っています。脈拍も呼吸もそうです。歩いたり、走ったりするのもリズムをともなった運動です。噛むという行為も、一定のリズムをともなった運動です。

このような本能的な運動は、脳の本能的な深いところに作用すると考えられます。実際、リズム運動を行うと、セロトニンという脳を活性化する脳内物質が多く分泌されることがわかっているのです。

また、よく噛むことで、パロチンという脳の老化を防ぐ物質も分泌されます。つまり、**よく噛むと脳は活性化され、おまけに歳もとらない**、という一挙両得の効果が得られるのです。

ガムだけではなく、食事もよく噛むようにすれば、脳は生き生きと若さを保ってくれるでしょう。

モーツァルトを聴く

あなたは、どんな音楽をよく聴きますか。ガンガンのロックですか。またはノリのいいポップですか。ときどきはバラードや演歌だったりもするかもしれませんね。おそらく、「クラシックでも聴かない?」などと言うと、堅苦しくて退屈そうと思う人が大半でしょう。

でも、ここでちょっと考えてみてください。クラシック音楽というのは、今から200年以上も前から、人々に愛されています。私たちは、200年前の流行歌は知らなくても、モーツァルトやショパンは知っているわけです。

「クラシックなんて学校の音楽の授業以来、聴いてないよ」というような人でも、クラシック音楽は意外とコマーシャルソングなどに使われているので、意識せずに耳にしていることは多いのです。

このように長く支持されているクラシックには、やはり人間の心の奥にうったえかけるものがあると考えられます。

それは「**f分の1のゆらぎ**」という、興奮した精神をやさしく包み込むように癒してくれる音の波のくり返しなのです。

f分の1のゆらぎは、そよぐ風や寄せては返す波の音など、人間がホッとするような自然現象の中に含まれているものです。潜在意識は、f分の1のゆらぎにリラックス効果があることを知っています。

さて、このf分の1のゆらぎのことを考えると、クラシック音楽のなかでも、モーツァルトがベストと言えます。

イライラしてストレスがたまっていると感じるときは、脳が疲れている証拠です。そういうときに、ガンガンのロックを聴いてストレスを発散させようとするのはかえって逆効果。脳は余計に疲れてしまいます。

そんなときこそ、モーツァルトを聴きましょう。脳の疲れを解消し、ストレスをやわらげて心を落ち着かせてくれます。

それに加えてモーツァルトの曲には、普通の生活ではめったに刺激されない、**脳神経系を刺激する高周波数の音が多く含まれています**。つまり、脳を癒してくれるばかりでなく、脳の深い部分の活力をも活性化してくれるのです。

最近、疲れがたまっているなと思ったら、ハーブティなどを飲みながら、モーツァルトを聴いて静かに過ごすのもいいのではないでしょうか。

足湯で不思議なくらい頭がすっきり!

最近は、子どもたちに裸足で走り回らせる幼稚園や保育園が増えてきています。それは、裸足で歩くことにいろいろな効用があると認知されてきたからでしょう。

足の裏は「第二の心臓」といわれるほど多くのツボが存在し、体の各部分につながっています。裸足で歩くとそれらのツボが刺激され、それはイコール脳を刺激することにもなり、脳は大いに活性化します。

また、裸足で歩く機会がない現代では、そのこと自体が新鮮な体験で、その感触が脳を鼓舞してくれるのです。

毎日、窮屈なクツの中に押し込められた足は、本当に気の毒です。床が冷たい冬は別として、家に帰ったら靴下も脱いで裸足で過ごしてみてはいかがでしょう。素足の気持ちよさを感じながら脳も刺激でき、ストレスも解消できるのではないでしょうか。

素足になった機会に、足の指を曲げ伸ばししてみてください。少々お行儀が悪いですが、足の指でボールペンなどをつかんだりもいいでしょう。いつもは使わない筋肉を使う神経伝達に脳が刺激され、ますます生き生きとしてきます。

また、最近はやりの足湯もおすすめです。

足湯で全身がじんわりと温まるのは、足に太い血管が通っているからです。足湯をすると、**脳からいちばん遠い末梢血管の血流がスムーズになり**、**体の芯から温まってくる**のです。

脳への血液量も増えて、その働きも活発になります。とくに、立ち仕事が多い人は足の疲れがとれるのと同時に精神的ストレスもやわらぐでしょう。

わざわざ足湯のある場所へ出かけなくても、家でも手軽に足湯ができます。

床にビニールシートを敷いて、両足が入る大きめのタライかバケツを用意します。お湯をポットに準備すれば、足湯のスタートです。

タライに、足首がつかる程度にポットのお湯を注ぎます。このとき、お気に入りの入浴剤か、柑橘類の皮を浮かべればベストです。柑橘類の皮は体を芯から温めてくれる働きがあるのです。リラックス効果のある音楽を流すのもいいでしょう。

お湯がぬるくなったら、ポットのお湯をつぎ足します。15分ほどで体がポカポカしてきます。血流が活発になり脳が活性化されている証拠です。

脳からいちばん遠い足をケアすることで、脳をスッキリさせましょう。

適度なアルコールが疲れを癒してくれる

アルコールは、脳にも肝臓にも悪いと考えている人は多いでしょう。しかし、お酒は醱酵食品のひとつであり、昔から「百薬の長」といわれた、まさに神の雫なのです。

アルコールには血流をよくし、食欲を増進させたり、精神的にもストレスを軽くしてくれる効用もあります。お酒を飲んで、うきうきした感じになるのは、血流がさかんになり脳が活性化している証拠。しかし、「良薬も過ぎたるは毒となり」で、ほどよい飲酒量を守る必要があります。

難しいのは、ほどよい量という点です。個人によってまちまちで、肝臓のアルコール分解能力に依存しています。これには、遺伝的要因も関係しているので、ひとくくりに考えにくいのです。結局、お酒の適量は自分で経験していくものなのでしょう。

参考までに、厚生労働省が示している酒の適量は、一日にビールなら中びん1本、日本酒なら1合弱、ウィスキーならダブルで1杯、ワインならグラス1杯強といわれています。しかし、これはかなり少ない量らしく、日本アルコール健康医学協会では、厚生労働省のものの2倍くらいを目安にしています。

量だけでなく、飲み方にもスマートな飲み方があります。ヤケ酒がよくないことなど、ここでわざわざ話す必要もないと思いますが、お酒はゆっくり時間をかけて、何かをつまみながら飲むのがベストです。

脳によい飲み方をするのなら、**おつまみには、マグネシウムを多く含む食品**、たとえばナッツ類を食べるのがいいでしょう。

マグネシウムは「ストレス撃退ミネラル」として知られているとおり、イライラをしずめる効用があります。

このマグネシウムと同時に欲しいのがカルシウムで、小魚、ヒジキ、チーズなどに多く含まれています。もう、おつまみのメニューは決まりましたね。

また、お酒のなかでも、赤ワインには、活性酸素を抑えてくれるポリフェノールが多く含まれています。実際、赤ワインを飲むフランス人は活性酸素のダメージをあまり受けていないといわれています。脳のためには、**赤ワインと小魚の入ったミックスナッツ**でチビチビやるのがいいのかもしれません。

✤やる気を出すには、まず焼き肉

なんとなく気が滅入るといったときは、脳内物質の「セロトニン」が不足していると考えられます。セロトニンは、元気や明るさの元になる脳内物質で、これが不足すると脳の活動が低下し、うつ傾向になりやすいのです。

うつは、人のあらゆる活動が低調になってしまう心の病気です。このことからも、セロトニンという脳内物質がどんなに重要かわかるでしょう。

脳の神経細胞は、他の細胞と電気信号を送信したり受信したりして、結びつきを築き、その結びつきを次々と遠くへ広げていくことで、脳内に複雑なネットワークを作り上げていきます。

これは、インターネットの構造とよく似ています。セロトニンは、脳全体に存在し、この細胞間のやりとりが迅速で正確に、そしてスムーズに行われるようにしているのです。つまり、セロトニンが脳全体を活性化し、うまく機能するようにしてくれているわけです。

朝日を浴びるとセロトニンが分泌されることは前にも話しましたが、その成分は体内の遺伝子によってつくられるものではなく、動物性たんぱく質に多く含まれるトリプトファンが主な材料です。ですから、セロトニンを多くつくりだすためには、原材料である動物性たんぱく質を大いに摂取したほうがよいと言えます。

たとえば、大きなプロジェクトを成功に結びつけるためには、セロトニンを増大させ、やる気を高める必要があるでしょう。プロジェクトの始め「討ち入り」や、その中間点「中入り」に、焼き肉を盛大に食べる機会を職場で設けると、脳のメカニズムから見てもベストというわけです。

また、認知症を防ぐためには、**高齢になってからも1日約60グラムの肉を食べる必要がある**、という報告もあります。

もし、あなたが落ち込み気味なら、気の合った仲間を誘って、またはおじいちゃん、おばあちゃんも含めた家族で、パアッと焼き肉を食べに行きましょう。

みんなでワイワイと楽しく食事をすることも、おいしいと思うことも、笑うことも、すべて脳の活性化につながります。そのうえ、セロトニンの原料をたっぷり補給すれば、明日からは生まれ変わったように生き生きと過ごせるでしょう。

ただし、調子に乗りすぎて、食べすぎたり飲みすぎたりしないよう、気をつけてくださいね。

“開き直り”も使いよう

最近、「ポジティブシンキング」という言葉をよく聞きますが、この考え方は、実は脳にもとてもよいことです。

学生のとき、「頭のいい人＝記憶力のいい人」と考えていた人も多いと思いますが、さて社会人になった今、頭のいい人のイメージはどう変わったでしょう？

記憶の容量や正確さは、もちろんコンピューターにはかないません。人間の役目は、その膨大な情報から必要なものを抜き出し、再構築して、実用性をもたせることです。

社会人として頭のいい人というのは、このようなことができる創造性や判断力があり、それを実行する行動力のある人と言えます。たった数年で、頭のいい人像というのは変わってしまいましたね。

学生のとき暗記ができなくて、「なんて頭が悪いんだろう」と落ち込んでいた自分がバカみたいに思えるでしょう。記憶力がいいということが、頭がいいということと同じではないと、物の見方が変わったわけです。

このように、ほんのちょっと視点をずらすだけで、考え方は広がり、萎縮した脳は生き生きとしてきます。

実際、「私はバカだ。どうしてこんなこともできないんだ」と自分自身をネガティブに責めると、副腎皮質から「コルチゾル」という成分が分泌されます。これは脳の働きを低下させ、記憶力を悪くする成分です。自分はバカだと責めると、ますますバカになるメカニズムになっているのです。

「あのとき、ああすればよかった」と、**解決できない問題をいつまでもクヨクヨ考えつづけることに、脳はとても弱い**のです。こういった状態を続けていると、脳の働きが低下するだけでなく、脳全体が収縮してしまうこともあるとか。

何かで失敗しても、「同じ失敗をしなければいい。この失敗は次の成功のためにある」と思えばいいのです。「もう半分になってしまった」ではなく、「まだ半分もある」と考えるのです。物忘れをしても「また覚えればいい」と、発想を切り換えましょう。

いつまでもクヨクヨせず、悪口を言われようと、自分中心に解釈して、いやなことは都合よくすぐに忘れてしまう、一見、いい加減な生き方のほうが脳にはよい生き方なのです。

きつめの運動が脳にいい理由

あなたは、「ランナーズ・ハイ」という言葉を聞いたことがありますか。マラソンなど長い距離を走りつづけると、だんだん苦しくなってきます。それでも、なんとか走りつづけていくと、あるときから突然、とても気持ちがよくなって、いつまでもどこまでも走りつづけられるように感じます。これが、ランナーズ・ハイと呼ばれるものです。ランニングをしていて、こんな感覚を経験した人もいるのではないでしょうか。

この状態が引き起こされる理由は、一心不乱に体を動かしつづけると、やがて脳細胞が刺激され、**快感物質「ベータ・エンドルフィン」が大量に分泌されるようになる**

からなのです。

運動によってA_{10}神経が活性化すれば、前頭前野も活性化するようになります。前頭前野は、人間の動物的な生理欲求から記憶、学習、人間としての精神活動まで幅広く管理している、脳で最も重要な部分です。

ここが活性化するということは、あなたの脳の力が飛躍的にアップすること。そのうえ、とくにハイ状態でのベータ・エンドルフィンは記憶力も向上させるのです。

ランナーズ・ハイの状態は、もちろんランニング以外のスポーツでも体験できます。ただし、多少激しいスポーツをしなければなりません。このランナーズ・ハイの状態は、ちょっとジョギングしたからといって、おいそれと到達できるものでもないのです。

ただ、一度ハイ状態を経験すれば、ハイになる回路が開きます。そして、このハイ体験を何度も経験していくと、水路が広がっていくように、この回路が太くなり、「ハイになりやすい

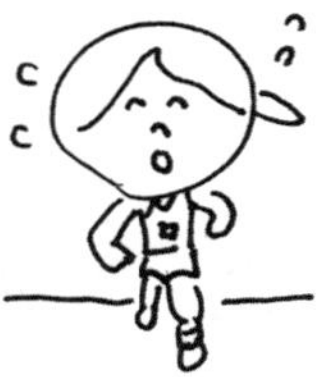

回路」が完成されます。そうなれば、以前よりずっと簡単にハイ状態になれるのです。ランナーズ・ハイの状態というのは、脳の前頭前野が活性化している状態を意味します。ですから、**ハイ状態になればなるほど、脳はバージョンアップしていく**わけです。

あなたも、多少苦しくても、何かスポーツを始めませんか。そして、ハイを経験するまで頑張ってみてください。それは、きっと体も健康にしてくれます。

ダイエットで脳もやせる？

なんといっても、「ダイエット」は女性の合言葉です。女性なら誰でも、スリムな体に憧れ、一度や二度のダイエットはやったことがあるはずでしょう。

しかし、**脳はとても大食漢で、摂取カロリーの４分の１を消費します**。極端なダイエットをした場合、一日中、頭がボーッとして、やたらと眠いということがありますが、これは摂取カロリーを激減させたため、脳の取り分も激減し、脳が飢えてダウン寸前の状態になっているからです。

とくにダイエットが脳によくない理由は、脳のエネルギー源であるブドウ糖、つまり甘いものや炭水化物を大幅にカットする点にあります。

また、脳にとっては、脂肪酸やアミノ酸も必要不可欠な栄養素なのです。それなのにダイエットでは、できるだけ脂肪をとらないようにしますし、カロリーを気にしすぎるためにに良質なたんぱく源をあまりとりません。これでは、脂肪酸もアミノ酸も不足します。**脳に「死ね」と言っているのと同じ**ことです。

さらに、ダイエットをすると、寝つきが悪くなったり、眠りが浅くなったりすることがあります。

これは、睡眠と覚醒のコントロールに必要なセロトニン、メラトニンなどのホルモンの分泌が充分に行われなくなったせいです。なぜなら、セロトニンやメラトニンを生成するためには、高炭水化物食品とある程度の脂肪分が必要だからです。脳は栄養不足のうえ、良質な睡眠も充分に与えられず、もうヨレヨレです。

何度もくり返しますが、このセロトニンというのは、元気や明るさを引き出してくれる脳内物質です。これが不足すると、うつになりやすくなるといわれています。

極端なダイエットをして、スリムなボディを手に入れても、同時に脳までやせ細ってしまっては、若さも能力も失うことになりはしませんか。

「これだけで、ダイエット時の必要な栄養分は充分」というような**ダイエット食品は、まったく脳のことは考えていない**といって過言ではありませんから、注意してください。

ダイエットを考えるなら、まずそれまでの食生活の改善と、適度な運動を心がけ、脳に必要な栄養までカットしないように工夫しましょう。

すぐに〝キレない〟脳をつくるには？

最近は子どもたちばかりでなく、大人もすぐ「キレる」人が増えているように思います。

脳は、感情をコントロールし、激しい行きすぎを抑える役目もしていますが、この抑えが利かなくなりキレやすくなるのは、感情をコントロールする効果のある脳内物質「ギャバ」の分泌が少なくなっているからです。

また、精神を集中させたり、注意力を働かせるようにするにはノルアドレナリンやドーパミンが、気持ちを穏やかに保てるようにするにはセロトニンが、適度に分泌されていなければならないのです。

キレるのは、こういった脳内物質が不足気味だからです。その原因はふたつ考えられます。

ひとつは食べ物、とくに脳に必要な栄養素が不足していることがあげられます。**精神の安定に最も必要とされるのはカルシウム**です。カルシウムは体内にたくさん存在するのですが、大部分は骨や歯に使われるので、少しの不足でも、脳まで充分に行きわたらなくなってしまいます。

それなのに、現代人はスナック菓子やインスタント食品などをたくさん食べるようになりました。これらの食品は、リンの含有量が多いうえに、リン以外のミネラルがほとんど含まれていません。リンの大量摂取は、カルシウムやマグネシウムの大量消費を意味します。

また、高カロリー食品の消化にはビタミンBが大量に必要です。こうして消費されるマグネシウムやビタミンBも、精神の安定には必要なもの。ですから、キレないためには、まずインスタント食品などを控えるようにします。

もうひとつの理由は、運動不足です。

ある幼稚園で、跳び箱、マット運動、縄跳びなどの運動を積極的にやらせたグループと、ほとんど運動しなかったグループで、脳の前頭前野の発達に差があったという報告があります。よく運動をしたグループのほうが、脳が発達し、感情のコントロールもうまく、注意力も優れていたというのです。

これは、適度な運動が脳をいい具合に刺激し、それによって感情のコントロールに必要なギャバやノルアドレナリン、ドーパミン、セロトニンといった脳内物質をバランスよく充分に分泌するようになったからだと考えられます。

このメカニズムは、何も子どもに限ったことではありません。**感情をコントロール**

し、心穏やかに過ごすためには、適度な運動を習慣にすることも大切なのです。

イライラするときは、レモンをひとかじり

最近は、食品のパッケージをはじめ、スーパーの手作りお惣菜やお弁当にもカロリー表示がしてあります。私たちは、カロリーにはとても敏感ですが、はたしてビタミンや微量なミネラルといったものには、どれだけ関心をはらっているでしょうか。

実際、都会の独身男女は、ビタミン・ミネラル不足だといわれています。

私たちは、日頃いろいろなストレスと戦いながら生きています。人間はストレスを受けると、本能的にそれを撃退するため、さまざまなホルモンをつくりだします。このときに、絶対に必要になる栄養素がビタミンB群やビタミンCなのです。

抗ストレスホルモンを分泌し、ストレスに対抗するエネルギーを生みだしてくれるのは副腎です。

この副腎がビタミンCを大量に蓄積しておいて、抗ストレスホルモンをつくりだす

ときに一気に使います。ですから、ビタミンCが不足していると、抗ストレスホルモンが充分につくられなくなり、襲ってくるストレスを撃退できなくなってしまうのです。

いつもよりイライラするな、ストレスがたまってきたなと思ったら、レモンをひとかじりするのがいいでしょう。酸味の刺激で目も覚めます。

また、脳の疲労回復を考えると、**糖分も一緒に補給できるビタミンC入りレモンキャンディ**などがおすすめです。

そして、脳のイライラや不安感をしずめるには、脳内にいろいろな神経伝達物質をバランスよく分泌しなければなりません。そのためには、カルシウムやマグネシウムといったミネラルやビタミンBが必要なのです。

何度も言いますが、インスタント食品やスナック菓子にはこうしたミネラルは含まれていませんし、高カロリー食品を消化するためには、ビタミンBをたくさん消費します。

このようなメカニズムをふまえて、ストレスに強くなる食べ物を考えましょう。

肉類やレバー、サンマやアジなどの青身の魚、玄米や胚芽米、そば、ゴマにはビタミンBが多く含まれています。

果物、ブロッコリー、ジャガイモからはビタミンCがとれますし、牛乳、チーズ、納豆、小松菜などからはカルシウムが摂取できます。

また、バナナ、ヒジキ、豆乳やナッツ類にはマグネシウムがたっぷり含まれています。

こうした食品をバランスよく毎日楽しく食べるようにすると、ストレス知らずの脳ができあがっていくわけです。

第5章

深く、短く眠る快眠法

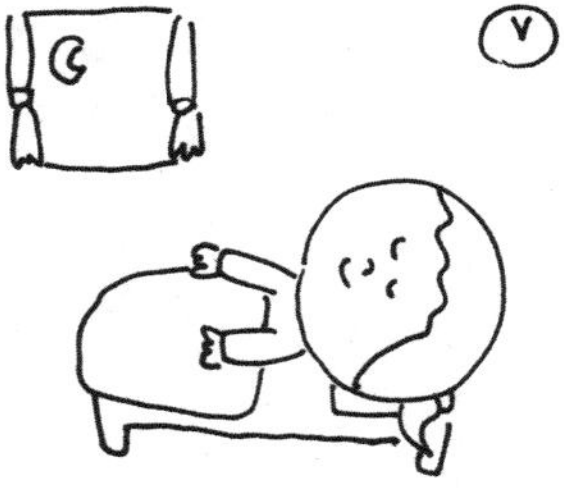

睡眠は最高のアンチエイジング

睡眠中は、体もほとんど動かさないし、あまりエネルギーを消費していないと考えがちですが、実はそうでもありません。

人間は眠っていても、心臓を動かしたり呼吸をしたり、さまざまな活動を続けています。実際、睡眠中に消費されるカロリーは、体重70キロぐらいの成人男性で、1時間に約75〜80キロカロリーといわれています。

昼間起きているときは、約90キロカロリーなので、睡眠中も生命活動に必要なエネルギー消費はそれほど減っているわけではありません。

それでは、睡眠中、体を動かさない分のエネルギーをいったい何に消費しているのでしょうか。

最近の研究でわかってきたことですが、脳は睡眠中でも、起きているときにはつくりにくいホルモンを分泌するなど、生命維持のための貴重な生産活動をしています。

知ってのとおり、脳は体の中の大食漢ですから、ここが活動している限り、寝ていてもエネルギーは消費されているわけです。

「寝る子は育つ」とよく言いますが、これは、睡眠中に成長ホルモンが分泌される、という事実に裏打ちされた正しい経験的法則です。

さっきまで元気にはしゃいでいた子どもがバタンキューと寝入ってしまい、ちょっとやそっとでは起きない。この**寝入りばなの深い眠りが、成長ホルモンをとくに多く分泌させる**のです。

もう成長しきってしまった私たちには、成長ホルモンなんて関係ないと思われるかもしれませんが、この成長ホルモンこそ、アンチエイジングの救世主です。

私たちの体は、毎日新陳代謝をくり返して、新しく生まれ変わっています。この新陳代謝を促進しているのが、成長ホルモンなのです。

急に肌荒れがひどくなったなと思って、よく考えてみると寝不足が続いているときだったりします。それは、睡眠不足のために成長ホルモンの分泌が減り、肌の新陳代謝が衰えてしまったためと考えられます。

また、眠気は、「メラトニン」というホルモンが脳内に分泌されることで引き起こされるのですが、このメラトニンこそ、別名「**若返りのホルモン**」とも呼ばれているものなのです。

アンチエイジングのサプリメントを飲むよりも、たっぷりと、そしてぐっすりと眠ることが、身も心も若さを保つ最大かつ有効な手段です。

早寝よりも、まず早起きから

これではいけないと思いつつも、なんとなく不規則な生活をしてしまいがちなのは、現代人に共通の悩みでしょう。

早寝早起きが体にいいことはわかっていても、街にはいたるところに24時間営業の店がありますし、テレビも休みなく番組を提供しています。深夜番組が面白くて、ついつい夜更かししてしまう人は多いのではないでしょうか。

何度も言いますが、人間の体内時計は、日の出とともに起き、日没とともに寝るように古代からセットされているのです。現代社会では、ここまで極端にはできませんが、なんとか早寝早起きへとライフスタイルをシフトしてみようではありませんか。

ライフスタイルを切り換えようと決心した人の多くがする失敗は、まず早寝から始めようとすることです。

眠くもないのに、早めにベッドに入り、悶々とふとんの中で寝返りをうつというのでは、ストレスがたまるだけです。

早寝早起き型へのライフスタイルの切り換えは、早起きから始めましょう。前の日に寝たのがどんなに遅くても、その日が休日でも、どんなに眠くても、エイヤ！と早起きします。

一度起きてしまえば、その日一日、それなりに活動できます。人間の体は、驚くほど柔軟性に富んでいるのです。

早起きの利点は、何よりその日の夜、早い時間に眠くなるということです。通常、人間の体は、起きてから14時間ほどで眠くなるように生体リズムができているからです。

早寝早起き型のライフスタイルも、1日、2日で構築されるものではありません。早起きをして、眠くなったら早く寝るということをくり返しているうちに、だいたい2～3週間で朝型に切り換えられるでしょう。人間の体は、本来朝型なのですから、心身ともに生き生きとしてくるはずです。

子どもに夜更かしの習慣がついてしまった場合も同じです。「早く寝なさい！」と叱っても効果はありません。逆に、朝早く起こすようにすれば、自然と夜は早く眠るようになるでしょう。

休日の〝朝寝坊〟は快眠の敵

経理担当のK子さんは、会社で責任のある仕事を任されてからはとても忙しく、残業も多くなりました。睡眠時間を充分にとることもできず、慢性的な寝不足を感じています。そのため、休日は眠りたいだけゆっくり眠りたいと、昼過ぎまで寝ていることが多くなりました。

K子さんは、これで日頃の寝不足は解消できたと思い、たっぷり寝たという満足感も得られていたとか。でも、土・日に朝寝坊したためか、日曜の夜は寝つきが悪く、月曜の朝は頭が重い。体もだるい感じで、気分もすっきりしません。

彼女は、まだ睡眠不足がたたっているのだろうと、このような生活を続けましたが、さわやかな月曜は迎えられないままです。

あなたには、これと似たような経験はありませんか。たっぷり寝たのに、どうもすっきりしない。すっきりしないどころか、体がだるくて何もする気にならず、ボーッと過ごしてしまったということはありませんか。これは、すべて朝寝坊が原因です。

日頃の寝不足を、休日に一気に解消したい。朝寝坊の贅沢な気分を味わいたいという気持ちは、誰でもうなずけます。しかし、**朝寝坊で得られるのは心理的な満足だけ**です。

もちろん心理的な満足も大切ですが、それよりも朝寝坊で睡眠のリズムを乱すことのほうが大問題です。一度乱れたリズム

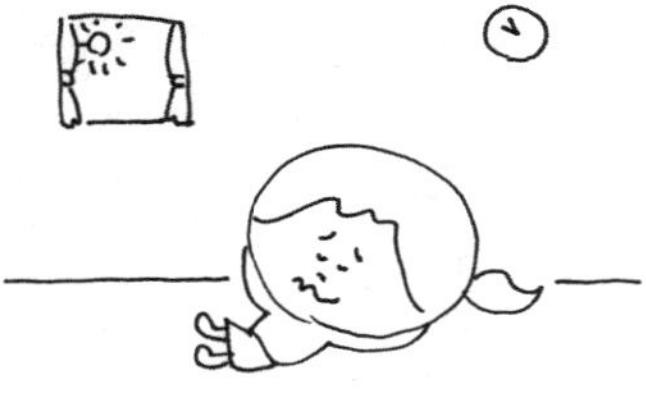

を修正するのには、時間がかかります。ですから、月曜は時差ボケの状態なのです。

K子さんは、睡眠の量だけを考えて、質のことを考えていなかったようです。昔から「食いだめと寝だめはできない」と言いますが、まったくそのとおりなのです。睡眠は、体内時計によってコントロールされています。朝、決まった時間に起きて朝日を浴び、体内時計が一日の始まりを刻みはじめるようにしなければいけません。

このようにして**生体リズムを規則正しく保つようにすることが、身体的にも精神的にも健康に過ごすキーポイント**なのです。

休みの日も、なるべくいつもと同じ時間に起きるようにしましょう。そうすれば、夜はきちんと眠くなり、休みだからといってダラダラと夜更かしすることもなく、次の朝、心地よく目覚めることができるでしょう。

日頃、どうしても夜寝る時間がまちまちだという人は、朝起きる時間だけでも、いつも同じにすればＯＫです。

適度な運動が心地よい眠りを誘う

昼間、しっかりと働き、体を動かす。すると、体温が充分に上がりますが、やがてそれが下がってくる頃、つまり夜になると眠くなってきます。普通、人間の体はこのようなリズムを刻んでいるのです。

ところが、昼間、ごろごろしてあまり体を動かさないでいると、体温の上昇、下降といった生体のリズムが狂い、体内時計もずれてしまいます。そうなると、夜になっても、眠るというスイッチが入りません。現代人には、こういった不眠が増えているようです。

加えて、オフィスでの仕事は体を動かさず、コンピューターなどと向き合ったままということが多いでしょう。

このような場合、精神的疲労と肉体的疲労のバランスが大きくくずれてしまっています。その結果、引き起こされるのも不眠なのです。精神的疲労ばかりが大きいと、ベッドに横になってからも、疲労の原因となったストレスから脳が解放されずに、目がさえてしまうからです。

適度な運動性疲労感があれば、このような不眠から抜け出せるのですが、残念ながら、ビルや駅の上り下りはエスカレーターかエレベーター、買い物も車、家でテレビをつけるのもリモコンで、体を動かす機会はどんどん減ってきています。これでは、眠れなくなる一方でしょう。

体を動かさなければならないといっても、なにも気張ってスポーツ・ジムに通う必要はありません。**通勤時に一駅分歩いてみる**とか、**昼休みや帰宅後に軽いストレッチ体操をする**だけでも、効果は期待できます。ふだん使わない筋肉を動かすようにすると、体は思った以上に正直で、心地よく反応してくれるのです。

ここで、A子さんの成功談を紹介しておきましょう。

A子さんは、ダイエットのために、会社の二駅前で地下鉄を降りて歩くことにしました。するとどうでしょう。ダイエットに成功しただけでなく、それまで眠りが浅く寝つきも悪かったのに、歩くようになってからは、自然にぐっすり眠ることができるようになったのです。

気がつくと、知らない間に頭痛も肩こりもすっかり解消していたとか。不眠に悩んでいる人は、どうぞ参考にしてください。

体を温めて、ぐっすり、すやすや

あなたは、熱めのお風呂が好きですか。でも、熱いお湯のほうがなんとなく疲れがとれるような気がするというのは錯覚です。熱いお湯で、体がほてってしまっては、逆に安眠はのぞめません。

眠りを誘うためには、**少しぬるいかとも思える38～40度くらいのお湯に、ゆったりと20～25分くらいの半身浴**がおすすめです。

このような体の芯から穏やかに温まる入浴法をとると、体を緊張状態にする交感神経の働きが弱まり、眠気を誘う副交感神経が優位に働くようになります。心身ともにリラックスした状態で眠くなってくるのです。

また、寝つきをよくするためには体温の変化も重要です。

人間の体温は、目覚める直前が最低で、それから徐々に上昇し、眠る前がいちばん高くなります。そして、睡眠中にだんだん下がっていき、目覚めを迎えるというサイクルをくり返しています。いちばん高くなった体温が下降を始めるとき、眠気を感じるのです。

この好機をのがさずベッドに入れば、快眠は約束されたも同然です。ですから、眠る前にほどよく体を温めてやると、すんなりと夢の世界へ飛び込めるわけです。

休日でもない限り、30分もお風呂に入っている時間はないとか、いったんベッドに入ったけれどなかなか寝つけないというようなときには、簡単にできる「**腕浴**」をおすすめします。

「腕浴」は、洗面台などに45度くらいの少々熱めのお湯を張り、ひじから10センチくらい上までを、そのお湯につけます。時間は、片方3分くらい。椅子に腰かけてやると、さらにリラックスできるでしょう。

「腕浴」をはじめて1分ほどで、じんわり上半身が温まってくるのがわかるはずです。肩まわりの血液の循環もよくなり、緊張していた神経もほぐれます。

じんわり出た汗をふいて、タイミングをのがさず、おふとんの中にもぐり込みましょう。心地よい眠りに入れるでしょう。

また、**目が疲れて眠れないときは、ホットタオル**が有効です。熱いお湯にタオルをつけ、固く絞り、それを目にあてて、そのまま2～3分。タオルが冷めたら、またお湯につけ、同じことをくり返します。

ホットタオルは、目だけでなく、肩や首の後ろにあてるのもいいでしょう。極楽気分を味わえます。ただ、タオルをそのままにして寝てしまわないように。冷めたタオルが風邪の原因になってしまいます。

✤疲れをとるツボ「天柱」「風地」を指圧する

指圧は、体に存在するツボを指などで押して、体液やエネルギーの調整をし、心身の健康を得るものです。ここでは、安眠を招く指圧の方法をいくつか紹介しましょう。

①頭のてっぺんにある「百会《ひやくえ》」というツボを両手の人差し指、中指の腹で強く押します。そのままの状態で、だいたい30秒。このツボは、頭痛にも効果があるので、覚えておくといいでしょう。
②中指を眉尻のあたりにあて、小さな円を30回、左右同時に描きます。
③左右の眉の付け根のくぼみに、それぞれ左右の親指の腹をあてて、力を入れて30秒ほど押します。次に、そのまま眉の下あたりのラインを親指で押しながら、眉尻のほうに移動させていきます。最後に、人指し指、中指の腹で、目の下の骨のくぼみを目頭から目尻に向かって押していきます。

④両手をこすり合わせて温めてから、4本の指の腹をそろえて、1分間ほど目をおおいます。次に、手のひらの付け根の部分で、30秒ほど軽く目をおおいます。

このような指圧を**寝る1時間ほど前と、寝る直前の2回する**と、とても効果的です。もし2回が無理なら、寝る前の1回だけでもかなりの効果が期待できます。

また、ふとんに入ってからでもできる簡単指圧もあります。仰向けに寝て、両手をげんこつにして、首の後ろあたりに数秒あてましょう。

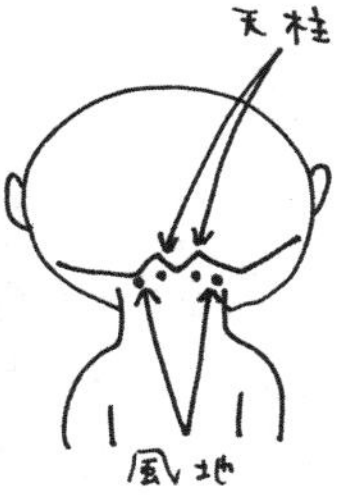

首の後ろには、「天柱《てんちゅう》」や「風地《ふうち》」といわれるツボが左右にあります。これらのツボは、脳の血行をうながし、疲れをとるツボなので、もし時間があるようなら、個別に指圧するといいでしょう。

首を少し前に倒したとき、頭の下あたりに親指の腹がすっぽり入るくぼみがあります。それが「天柱」です。そして、頭蓋骨の最下にあたる部分で、天柱よりもやや上の外側にあるのが「風地」です。

首の後ろの指圧が終わったら、熱めのお湯で絞ったタオルを折り畳んで、首の後ろに1分くらいおきます。指圧で刺激された血行がさらに促進されて、とても気持ちがよくなりますよ。

脳の疲れもすっかりとれ、体がほどよく温められることによって、すぐにでも快い眠りに誘われるはずです。

足裏の指圧で寝つきがよくなる

中国では古来、足の裏には全身の機能と密接に関連しているツボが集中していると考えられてきました。たくさんあるツボのうち、睡眠に関係するツボは、足の裏のかかとの膨らみの真ん中にある「**失眠**《しつみん》」です。

失眠には、眠りの質をコントロールするほかに、腎臓を刺激して、その働きをよくするという効能があります。うまく寝つけなかったり、夜すぐ目が覚め、その後なかなか眠れないという人は、一度専門家に失眠にお灸をすえてもらうといいかもしれません。

「お灸はちょっと」と言う人は、自分で失眠を刺激してみましょう。棒の先などで力を入れて失眠を押します。

初めはかなりの痛みを感じるかもしれませんが、それを我慢して押しつづけると、だんだんイタ気持ちよくなってきます。こうなれば、失眠がよく刺激されている証拠です。徐々に不眠の悩みは解消していくでしょう。

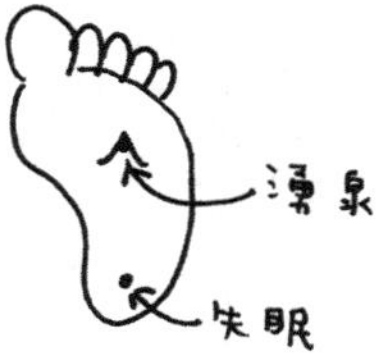

また、とても疲れているのに、神経が昂ぶってなかなか眠れないときは、その疲れをとって神経を鎮静化してくれるツボ「**湧**《ゆう》**泉**《せん》」をマッサージするといいでしょう。

湧泉という名からもわかるように、ここはエネルギー源と言っていいほど、全身の元気や健康に深くかかわっているのです。湧泉は、足の裏のほぼ中央、土ふまずの真ん中あたりにあります。

タワシ、またはタワシのように突起がある足ツボマッサージグッズなどで、この湧泉を中心に小さな円を描いていき、湧泉から足の外側を通ってかかとに向かうときに力を入れるようにこすっていきます。これは、全身のリンパや体液の流れる道筋である「経絡《けいらく》」を意識したやり方で、いっそうの効果が期待できます。両足で10分程度。このマッサージは、冷え性で足が冷えて眠れないという人にも、効果バツグンです。

また、市販の温感湿布剤を、土ふまずを中心にした足の裏に貼る方法もあります。足裏を刺激して安眠をもたらすでしょう。

心を落ち着かせる呼吸法

息を吸ったり吐いたりというリズム運動は、生命を支える根源的な活動です。ですから、この呼吸を意識的にコントロールすることができれば、逆に生命の根源的なところにアクセスして、精神的にもリラックスできるのです。

なんといっても、心の安定が安眠への第一歩。そこで、心の安定を得るための呼吸法を紹介しましょう。

①まず椅子に腰かけ、両腕をできるだけ力を抜いて、だらんと脇にたらします。
②目を閉じて、心によぎるさまざまな雑念を閉め出すようにし、無心になるようにします。
③そのままの状態で、2~3分間、呼吸を整えます。自分自身の自然なリズムでかまいません。
④静かに大きく息を吸い込みながら、両腕を肩幅のまま、体の前に突き出すように引き上げます。そして、そのまま頭の上まで持っていきます。
次に、大きく息を吐きながら、腕を引き上げたときと同じルートを逆に進むように下ろしていきます。肩の高さまで戻ってきたら、一気に力を抜き、腕をだらんと落とします。
⑤今度は、息を吸いながら、両腕を肩の高さに水平に上げていきます。そのまま、頭の上まで持っていき、指を合わせます。指同士が触れたら、息を吐きながら、同じルートを逆にたどって腕を下ろします。

⑥次は、息を吸いながら、両腕を肩より少し下まで引き上げます。そして、両腕を体の前でクロスさせます。そのまま頭の上まで持ち上げ、頭の上にきたらクロスをはずして、大きく息を吐きながら、腕を体の横に一気に落とします。

④、⑤、⑥の動きと呼吸法を、3〜4回くり返して、その後、3〜4分静かに呼吸を続けます。

ここまでくれば、自分でも心が静かになって落ち着いてきた実感を得られるでしょう。なんだかイライラして眠れそうもないという夜に、ぜひ一度ためしてみてください。快眠をお約束します。

一日30分のリラクゼーション法

不眠は、「眠れない」と自分で思い込んでいる場合が多いようです。それなら、思い込んでいる心の凝りをほぐしていけば、きっと不眠への不安感もなくなるでしょう。

ここでは、体の筋肉を思いきりゆるめて体をリラックスさせ、心のリラックスへと導いていく「リラクゼーション法」を紹介しましょう。心と体をゆったりと解放して安眠を得るため、以下の方法をためしてみてください。

まず、手首を使って、体が緊張している状態や、リラックスしている状態というのがどのようなものなのか、実感して覚えていきます。

①手を指先まで伸ばし、その状態のままで体の前にできるだけピンと伸ばします。次に、指を伸ばしたまま、手首を手の甲の側にいっぱいにそらします。このとき、どこの筋肉がどう緊張しているか、しっかりと感じるようにしましょう。緊張感を感じたら、手首を元の状態に戻します。このときも、筋肉がゆるんでいく感覚を感じるようにしてください。

②手の指を伸ばし、手首を半分くらいまでそらします。そのときの緊張感と、元に戻すときの筋肉がゆるんでいく感覚を覚えてください。

③手首をそらさないまま、手首に力を入れた状態の緊張感と、力を抜いたときの感覚を覚えましょう。

①~③の緊張と緩和の感覚に、以下の呼吸法を組み合わせたリラクゼーション法を、夜寝る30分前ぐらいにやってみてください。ソファーなどにゆったり腰かけて始めましょう。

④目を閉じ、大きく息を吸い込んで止めます。次に両手を強く握り、腕も足もいっぱいに伸ばして全身に力を入れます。このままの状態で、しばらくじっとしています。

⑤今度は、口から息を吐きながら、急に力を抜きます。力を抜ききったら目を閉じ、できるだけ何も考えないようにしましょう。5~10分ほどボーッとします。

これらを毎晩寝る前にやりつづけると、昼間のストレスも悩みも消えていき、やがて心も体も安らかな眠りへと導かれていくでしょう。

薬に頼らずぐっすり眠る自律訓練法

リラクゼーション法に暗示効果を与えて、意志ではコントロールできない自律神経を、自分でコントロールできるようにする方法があります。これから、その「自律訓練法」を用いて、安らかな眠りの世界へご案内しましょう。

- **第1段階：腕が重たい**

①部屋を暗く、静かにし、ゆったりとソファーなどに座って軽く目を閉じます。そして、「とても落ち着いた気分だ」と頭の中で何度もくり返します。

②「右腕が重たい」と、心の中で自分に言い聞かせます。やがて、だんだんと筋肉の緊張がときほぐされていき、腕がだらんとたれた感覚になり、重く感じるようになります。

同じ方法で、左腕、右脚、左脚の筋肉の緊張をといていき、重たく感じる感覚を覚えていきます。

一日に数回練習しても、ここまでマスターするには数週間かかるでしょう。でも、あせらず、そのうち必ず重く感じられるようになると信じて、練習を続けてください。自分を信じることが大切です。

● 第2段階：**腕が温かい**

第1段階と同じ環境で、「右腕が温かい」と暗示をかけます。そして、実際に腕が温かくなる実感を得ましょう。

腕が温かくなるということは、血流がさかんになっているということです。つまり、この訓練で、自分の血流をコントロールする方法をマスターするのです。

同じ方法で、左腕、右脚、左脚と筋肉をゆるめ、その温かさを実感できるようになるまで、一日何回か練習しましょう。

● 第3段階：**心臓が静かに波うっている**

意識を左胸に向けます。そして、「心臓が静かに規則正しく打っている」と心の中でくり返します。第2段階までで心が落ち着いていますから、さらに心臓の動きが確かめられれば成功です。ただし、心臓が気になる人は不安や緊張を高めるので、この練習は省略してください。

●第4段階：**呼吸が楽になった**

のど、鼻、口、胸、腹などの息の出入りがわかるところに意識を向けます。「楽に息をしている」と心の中でくり返します。呼吸をはやめたり、ゆっくりしようとすると息苦しくなるかもしれません。コントロールせずに安定した呼吸が確認できれば成功です。ただし、呼吸器系に心配のある人は省略してください。

●第5段階：**胃のあたりが温かい感じだ**

胃のあたりに意識を向けます。「お腹が温かい」と心の中でくり返します。はじめは仰向けに寝て、手を、みぞおちあたりにのせて練習してもいいでしょう。手の温かさが胃のあたりまで伝わるように感じられればいいでしょう。ただし、胃の悪い人は省略してください。

● 第6段階：**額が涼しい感じだ**

額に軽く意識を向けます。そして、「額が心地よく涼しい」と心の中でくり返します。心地よい空気の流れをイメージしてみるといいでしょう。ただし、頭痛や頭部に疾患のある人は、この練習は省略します。

以上をマスターしていけば、やがて精神的な安らぎを得られるようになり、眠られぬ夜も、安らいだ気持ちで、すっと眠りにつくことができるでしょう。

「早く眠らなければ」とあせらない

「よく眠れていない」「どうも寝不足気味だ」と言う人は、「充分眠っていない」とか「一日8時間は眠らなければならない」といった思い込みをしている場合が多いようです。

一日8時間の睡眠時間は、あくまでも目安です。人間には、いろいろな睡眠のパターンがあるので、毎日6時間睡眠の人が決して寝不足だとは言えません。そのうえ、睡眠はその量ではなく質が大切ですから、たとえナポレオンのように3時間睡眠でも、質さえよければ、何も問題はありません。

また、これまでの眠らない世界記録は、なんと11日間です。これだけ眠らなくても人間はちゃんと生きていけるのですから、少々眠れないくらいで死んだりしない、と開き直ってもいいのではありませんか。

とはいっても、ベッドの中に入ってもなかなか寝つけず、うつうつと時間を過ごすのもつらいものがありますね。こういうとき、最もいけないのは「早く眠らないと」とあせることです。

あせると、脳は興奮してしまって覚醒し、逆にますます眠くなくなってしまうのです。そして、その眠れないことがストレスになり、さらに眠れなくなるという悪循環に陥ってしまいます。

眠れないときは、「こんなことは誰にでもあることだ、今だって、たくさんの人が自分と同じように、眠れないで苦しんでいるんだ」と思えば、少し気が楽になるのではありませんか。自分で眠れないと思い込んでいるだけで、実はちゃっかり眠っていることもあるのです。

『眠られぬ夜のために』という著書のなかで、カール・ヒルティは、「眠れぬ夜こそ、神があたえ給うた貴重な時間である」と話しています。**眠れぬ夜は、神様からのプレゼントであり、何かいいことをもたらしてくれるものだ**という考えです。

どうせ頑張っても眠れないのだから、ここは心を落ち着けて、日頃の忙しさにかまけて、その存在すら忘れてしまっている、自分自身の心の声に耳を傾けてみてはどうでしょうか。

世の中に意味のないものはありません。不眠もまた、その例外ではなく、何か意味のあるものにちがいないのです。

深く、短く眠る法

どんな人にも平等に、一日は24時間与えられています。もし、毎日、3～4時間程度の睡眠で事たりるような体を手に入れることができれば、一日8時間眠っている人に比べ、人生の時間がずいぶん延長されることでしょう。

この夢のような体を、「ナポレオンのような特別な人間の特異体質じゃないの？」と思うかもしれませんね。でも短時間睡眠体質は、習慣によって得られるものなのです。

また、「4時間睡眠じゃ、絶対睡眠不足。どこかで必ずしっぺ返しを食らうわ」と思っている人もいるでしょう。しかし、そんなことはありません。

短時間睡眠が習慣になると、時間は短くても集中的に眠れるようになります。睡眠不足にならないように体が調整してくれるので、かえって体調や頭の回転もよくなるのです。

頭がボーッとするのはむしろ寝すぎのためという場合も多く、**頭をすっきりさせるには、時間を限ってひたすら眠ることに集中したほうがいい**と言えます。睡眠は、量より質というわけです。そして、惰眠はやはり怠惰なのです。

さて、短時間睡眠を身につける第一歩は、とにかく朝早く起きるようにすることです。早起きの必要がなくても、寝る前に3~4時間先に目覚ましをセットします。そして、目覚ましが鳴ったら、どんなに眠くても、ガバッと起きます。

もちろん、その日は眠いでしょう。昼間、猛烈に眠くなったら、少しうとうと居眠りします。それだけで、頭はすっきりするはずです。決して、本格的に眠らないこと。夜も早く眠くなるでしょうが、このときも目覚ましは3~4時間先にセットします。

このような生活を2~3か月続けていると、不思議なことに、寝入ってから3~4時間で、目覚ましもなく目が覚めるように体が順応していきます。この段階で就寝時間をだいたい決めるといいでしょう。

そして、この頃になると、以前なら絶対睡眠不足と考えていた短時間睡眠で充分満足し、けっこうやっていけるようになっているのです。

以上の簡単な方法で、ナポレオンやエジソンのような、短時間睡眠でOKという体質が手に入ります。

短時間睡眠を不安に思う必要はありません。睡眠の質さえ確保していれば、問題はないのです。

夕食は「腹持ちのよくないもの」にする

「なかなか眠れない」

「眠りが浅くてすぐ目が覚めてしまう」

誰でもこのような眠れない夜を過ごしたことがあるのではないでしょうか。ぐっすり眠れなければ、脳も疲労から回復せず、次の日の活動にも影響が出てきます。

眠れないと思ったら、一度、その日の夕食を見直してみてください。案外、夕食で食べたものが原因で、胃がもたれてしまっていることもあるのではないでしょうか。

快眠のためには、夕食は「腹持ちのよくないもの」、つまり、消化のために胃の中に長く停滞しないものがおすすめです。脂肪の多い食品や油を使った料理は、停滞時間が長いので、夕食にはなるべく食べないようにしましょう。

たとえば魚なら、天麩羅やフライではなく、刺身や蒸し魚などにして食べるのがいいでしょう。

また肉なら、脂肪の少ない部分を蒸して酢醤油で食べるとか、野菜と一緒に卵とじにしたものなどがおすすめです。

どうしても油っこいものが食べたいときは、酢の物などと一緒に食べるとベストです。酢や柑橘類など酸味のある食べ物は、胃液の分泌をうながして消化吸収を助けてくれます。かぶ、きゅうり、ワカメなどの酢の物がよいでしょう。

また、どんなに食事の内容に気を遣っても、量が多ければ、消化に時間がかかってしまいます。とくに夕食は、腹八分目を心がけてください。それに、夕食をたくさん食べると、太りやすいので要注意。

最後に、夕食を食べる時間もポイントです。

眠りにつく前は、だんだん体温が下がりはじめるものですが、食事をすると、体の中で栄養素が燃焼して代謝が高まるので、体温が上昇してしまいます。これは、眠りに向かうのとは正反対の現象です。

ですから、夜の快眠を得たいのなら、寝る前の2時間は、お腹が重くなるほど食べてはいけません。水分を多くとるのも控えましょう。夜中にトイレに起きてしまっては、ぐっすり眠ることができないからです。

このように、夕食の内容をちょっと見直しましょう。今晩のあなたの安眠は約束されたようなものです。

不眠に効く「お酢とタマネギ」

寝つきが悪いときに、タマネギのスライスを枕元に置いておくと、不思議と安らかに眠れるという話を聞いたことがありませんか。

タマネギには「硫化アリル」が豊富に含まれていて、その匂いは**神経の昂ぶりやイライラ、落ち着かない気分を穏やかにしてくれる鎮静効果がある**のです。

また、タマネギは匂いだけでなく、食べても安眠に絶大な効果をもたらします。

タマネギは体を温めて血液循環をよくしてくれるビタミンB_1を豊富に含んでいます。

この穏やかな体温上昇が眠気を誘ってくれるわけです。

さらに、タマネギに含まれている硫化アリルは、血中のコレステロールを減らして、血液の流れをスムーズにしてくれます。

ところで、このように血液の流れを活発にし、体を温めてくれる働きを持った食品はもうひとつあります。それはお酢です。

そこで、快眠への最強コンビ、お酢とタマネギを組み合わせて食べましょう。

鎮静効果を確実に得られ、簡単につくれ、そのうえ食べやすい食べ方は、なんといっても酢タマネギです。そのつくり方を紹介しておきます。

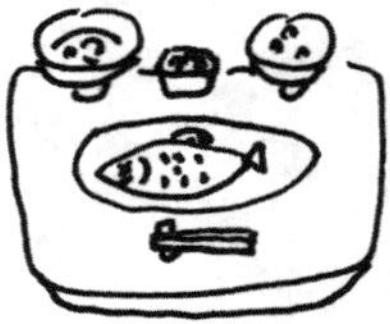

①タマネギを2個、横半分に切り、繊維にそって薄く切っていきます。これを水でしばらくさらし、水気をきってから、ひとつまみの塩で軽くもみます。
②カップ1杯半の酢を鍋に入れ、人肌程度に温めます。ハチミツをカップ半分加え、軽く混ぜ合わせます。
③密閉容器に②を移し、①を入れ、ふたをして軽く容器を振ってなじませます。

そのままの状態で半日以上置き、あとは冷蔵庫に保存します。夕食時や眠る30分から1時間前に、少量取り分けて食べるといいでしょう。

ここでつくった分量で、一人あたりの1週間分になります。冷蔵庫での保存もだいたい1週間なので、この分量を参考にして週1回つくるようにするといいでしょう。

また、タマネギの皮を洗って陰干しにしたものを煎じ、冷蔵庫に保存して、お茶がわりに飲むのも、寝つきの悪さを改善するのに役立ちます。

「アサリ、納豆、干もの」で不眠解消

日本食が健康にいいことは、今や世界中に知れわたっています。この日本の伝統的な食生活が、実は、睡眠の質の向上のためにも大いに役立つのです。

日本の伝統的な朝ごはんといえば、アサリの味噌汁、納豆、干ものといったところでしょうか。この**クラシカルな食品が、「眠れない」「寝つきが悪い」といった不眠を**

解消してくれるカードなのです。

ストレスやイライラや悩みがあって眠れない、眠ろうとすればするほど眠れなくなる。このような不眠を、神経科では神経性不眠といいます。

この不眠は、自律神経のバランスのくずれからきています。

自律神経は、そのエネルギー源として糖分を必要とします。ですから、糖分が不足すると活動のバランスがくずれ、自律神経失調症を引き起こしてしまうのです。

では、糖分を補給すればいいのかというと、それだけでは充分ではありません。

食べ物の糖質をエネルギーに変換するためには、その橋渡し役であるビタミンB_{12}がどうしても必要不可欠なのです。つまり、このビタミンB_{12}が不足すると、せっかく摂取した糖分がエネルギーに変換されず、そのため自律神経も不調をきたすようになり、不眠を招くというわけです。

アサリ、納豆、イワシなどの干ものには、ビタミンB_{12}が豊富に含まれています。そのうえ、朝、体が目覚めたときにビタミンB_{12}が供給されると、**自律神経のコントロールを受けている体内時計が正しく調整され、覚醒と睡眠のリズムの乱れも修正される**

のです。

ただし、日本食がよい点ばかりではないことも、頭の片隅にとどめておいてください。日本食は塩分が多くなりがちです。健康のためには薄味を心がけてください。お酢や柑橘類の酸味を利用すると、物足りなさを感じることもないでしょう。

また、納豆には、コレステロール値を下げるナットウキナーゼが含まれています。納豆を食べるのは朝というのが定番のように感じますが、コレステロール値を下げる目的で納豆を食べるなら、夕食のほうが効果的です。

ハーブティで、おやすみなさい

そろそろ眠る時間なのに、いっこうに眠くならない。こんなときは、ハーブの力を借りるという手もあります。

ハーブには、さまざまな種類がありますが、だいたいが抗酸化効果があり、体を構成する細胞をダメージから守ってくれます。そのうえ、ビタミン類も豊富に含んでいますから、**知らずにたまった心や体の疲労物質を洗い流してくれる**のです。

ハーブのこのような効用のおかげで、私たちの心や体は、疲れや緊張から解放され、安眠できるようになります。

また、温かなハーブティは穏やかに体温を上げていってくれるので、効果もやさしくマイルド。とても気持ちのよい眠りへと誘ってくれます。

寝る前の一杯にふさわしい代表的なハーブと、その効用を紹介しておきましょう。

- **カモミール**：日本では「カミツレ」といわれています。優れた神経安定作用があり、ストレスを解消してくれます。
- **イチョウ**：血液の循環をスムーズにして、強い生命力を呼び起こしてくれるので、なんとなく気分がしずみがちで眠れそうもないときは、ぜひためしてみてください。
- **ネトル**：ミネラルの宝庫といわれるほど、さまざまなミネラルを豊富に含んでいます。強い疲労感で眠れない夜におすすめします。

- **クランベリー**：目の疲れに効果を発揮するハーブです。コンピューターを多く使うなど、目を酷使する仕事をしている人には必須。また、ついつい携帯メールやゲームに熱中してしまった夜にもいいでしょう。
- **エルダーフラワー**：風邪の特効薬といわれています。なんとなく背中がゾクゾクするときや、疲れでドヨーンとしているときに、ためしてみてください。
- **ペパーミント**：ついつい飲みすぎたり、食べすぎて胃が重く、眠れそうにないときに。胃腸の働きを活発にしてくれて、穏やかに眠らせてくれます。

さあ、今晩はどのハーブティにしましょうか。ハーブの効用を楽しんでください。

安らかな眠りに導く魔法の飲み物

横にはなったものの、いろいろなことが思い出され、また次の日の仕事が気になってなかなか眠れない。そんな夜は、誰にでもありますね。そのとき、あなたを安らかな眠りに導いてくれる魔法の飲み物があります。

それは、**ホットミルク**です。「なんだ、牛乳でいいのか」と言って、冷蔵庫から出した牛乳を温めるのは面倒とばかり、そのまま冷たいミルクを飲んだのでは、魔法は効きません。

冷たいミルクは胃を刺激し、逆に目を覚ましてしまいます。魔法の呪文は「ホット」、つまり温めたミルクです。

「温かいだけなら、お茶でも白湯でもいいんじゃないの?」と疑問に思われるかもしれませんね。いいえ、ミルクでないと魔法は効かないのです。空腹感を軽減してくれるという効果があるからです。

また、ミルクには、たんぱく質のほか、カルシウム、リン、鉄、ナトリウム、カリウムなどのミネラル、そしてビタミンA、B群、Cなどが多く含まれています。とくにカルシウムやビタミンは神経の高揚を抑える働きがあり、それだけでも眠りやすい状態に導いてくれるのです。

また、**ミルクの主要たんぱく質である「カゼイン」には、ストレスを忘れさせてくれる深い鎮静効果があります。**つまり、ミルクこそ魔法の飲み物、自然の鎮静・睡眠薬なのです。

ミルクを飲んだ赤ちゃんが、多少の刺激を与えても目覚めず、ぐっすり眠ってしまうのと同様、大人も寝る前の一杯のホットミルクで、ぐっすり眠ることができます。

うまく眠るには、砂糖ミルク

ホットミルクが魔法の飲み物だと紹介しましたが、眠りに導くその力をさらにパワーアップさせたのが砂糖ミルクです。

睡眠と脳内物質のセロトニンは密接な関係があります。セロトニンが不足すると、レム睡眠が妨げられ、結局、熟睡できないのです。ですから、快眠のための必須アイテムは、このセロトニンと言えます。

ところで、セロトニンは脳内で生成されるのですが、その原料は、アミノ酸の一種である「**トリプトファン**」です。

このトリプトファンを最も効率よくとることができる食品の代表選手が、肉とミルクなのです。

肉は頻繁に食べると、コレステロール等の問題もあるため、ここでは無視することにし、鎮静効果もあり、快眠と脳によいとされるミルクにスポットライトをあてることにします。

さて、さらにトリプトファンを脳が血液から吸収するときに必要となるのが、インスリンです。インスリンの分泌をうながすのはブドウ糖ですから、トリプトファンを吸収してセロトニンを生成するには、ミルクとともにブドウ糖をとると、その効果が大いに期待できます。

最近、眠りが浅くて夜中にしょっちゅう目が覚める、なかなか眠れないなど不眠で悩んでいる人は、朝、昼、晩の食事の前に、**砂糖をたっぷり入れたミルクを飲む**ことをおすすめします。

こうすれば、つねにトリプトファンが脳に入って、セロトニンがさかんに生成されるので、イライラがおさまり、ストレスに悩むこともなくなるでしょう。

そのうえ、セロトニンは眠りを導くメラトニンの分泌をうながしてもくれるので、穏やかな眠りにつけるようになります。

砂糖たっぷりのミルクを飲むと言われたら、「ダイエットの大敵じゃない！ 太るくらいなら眠れないほうがまだマシ」と思われた人もいるかもしれませんね。でも、大丈夫です。**セロトニンは別名「満腹ホルモン」というくらいで、満腹中枢を刺激して食欲を抑えてくれるダイエットには頼もしい助っ人**なのです。

セロトニンが増えれば、決して太ることはありません。それに、食前にミルクを飲めば、胃がふくれるので食べすぎも防いでくれます。逆に、砂糖ミルクはダイエットにもおすすめしたいくらいです。

毎食前に砂糖ミルクを飲むだけで、不眠を解消し、またダイエットも成功させられるとしたら、願ってもないことでしょう。でも、決して夢ではありませんよ。

寝る前の一服は安眠の敵

タバコに含まれているニコチンは、興奮性の物質です。ニコチンはタバコを吸った後すぐに効き出すので、寝る前の一服は眠気を遠ざけるために吸っているようなものなのです。

しかし、愛煙家のなかには、タバコを吸うとリラックスできて、よく眠れると感じている人もいるのでしょう。でも、こういう人は要注意です。

タバコを吸うとホッとするというのは、軽度ですが、ニコチン中毒にかかっている可能性があります。タバコを吸うと、ニコチンの禁断症状をやわらげてくれるのでホッとするのです。

タバコを吸ってからふとんに入ると、寝入りばなはぐっすり眠れるような錯覚を抱くのですが、実際は、ニコチンがアドレナリンの分泌をうながして眠りにくくしてし

まっています。これでは、たとえ眠ったとしても、眠りは浅く、決して質のよい眠りではありません。
アメリカの調査報告を見ると、愛煙家が寝つくまでの時間は平均52分だったのに、タバコをやめたら、その3分の1の時間に縮まったそうです。禁煙とまでは言いませんが、寝る前の一服は快眠のためにやめましょう。

それなら寝酒はどうかというと、酔いのせいですぐに眠くなるものの、夜中に目が覚めてしまったり、酒量によってはトイレに起きたりで、これもまた決してよい眠りとは言えません。

でも、「どうしても一杯」を希望する人のために、毎日飲みつづけても健康にいい寝酒をひとつ紹介しておきます。それは、**黒酢ワイン**です。

お酢は、体を温め、眠りに誘う効果があります。しかし、お酢をストレートで飲むのはちょっと苦手な人も多いでしょう。そこでおすすめなのが黒酢ワインというわけです。

黒酢は、普通の酢よりも風味がよく、血液の浄化作用や血行促進効果にも優れています。これに、赤ワインとレモンの絞り汁、ハチミツを加えるだけです。

赤ワインのポリフェノールは活性酸素を撃退し、レモンのビタミンCはイライラを抑える鎮静作用を、ハチミツは脳のエネルギー源である糖分を含んでいます。これを小さいグラスに一杯飲むと、体もほどよく温まり、赤ワインの酔いも加わって、すんなりと眠りに入ることができます。

ボディーピローは眠りのお守り

最近、デパートの寝具売場だけでなく雑貨屋などでも、「ボディーピロー」が売られているのをよく見かけます。ボディーピローというのは、抱き枕のこと。長い形状の枕で、S字カーブを描くものもあり、抱きつきやすくなっています。

寝つきの悪い人の多くが、心が不安定だったり、さみしいといった感覚にとらわれているようですが、抱き枕に抱きつくと、そのような精神的な問題がなくなり、穏やかに眠ることができるのです。

というのも、**人間は何かをつかんだり、抱きついたりすることで精神的な安心感が得られる**からです。これは、心理学的にも証明されています。

スヌーピーの話に出てくる、いつも毛布の端を持って不安感をやわらげている男の子のように、ボディーピローは、眠れぬ人にとって「眠りのお守り」なのです。本当は、パートナーに抱きついて眠るのがいちばんいいのでしょうが。

抱き枕を使って眠る姿勢は、母親の胎内にいる胎児の姿に似ています。この恰好は大切な内臓を守る形で、精神的に安心感があり、姿勢的にも安定感がある恰好なのです。

両足の内腿の間に「シムスピロー」と呼ばれる枕をはさんだ状態で眠ると、片方の足が心臓より高くなって、足の血液循環がよくなります。これは、立って歩いている間に疲れのたまった足をリフレッシュするのに、とても役に立ちます。

また、股間のあたりをやわらかく包んでくれる感覚が、いっそうの安心感を与えてくれ、穏やかな眠りへと誘われるのです。

安心感といえば、眠るときに部屋を真っ暗にするよりも、わずかな明るさを感じているほうが安眠しやすい、という実験結果があります。やはり人間は、暗闇に恐怖心を抱くものなのでしょう。わずかな明かり、それはたぶん、星明かりに抱かれて眠る古代の記憶が安心感を与えている、と考えていいかもしれません。

しかし、ベッドルームの明かりは、目に直接入ってこないようにしないと、逆に安眠の妨害になります。なぜなら、目をつぶっていても、脳は光の刺激に反応するからです。

目に入らないわずかな光と考えれば、ホテルの部屋にあるようなフットライトがベストでしょう。

枕は〝高さ〟と〝横幅〟がキモ

快眠のカギは、枕が握っていると考えてもいいでしょう。それには、自分に合った枕をどのように選ぶか、知っている必要がありますね。

まず、枕は高すぎても低すぎても不快なものです。高すぎると、首すじが凝ったり、肩が痛んだり、ひどい場合には、腰痛の原因にもなりかねません。

また逆に、低すぎると、目覚めたときにめまいがしたり、頭痛や顔がむくむといったようなことがあります。

自分の頭に合った枕の高さを簡単に知るには、手でげんこつをつくってみてください。これを縦にした高さが、首から後頭部を安定的に支える高さに当てはまるといいます。

ただし、ここで注意してほしいのは、このげんこつの高さは、枕自体の高さを表しているものではないということです。枕に頭をのせて沈みこんだときの高さなのです。どのくらい沈みこむかは、その枕の硬さによりますから、実際に枕の中央部を押してみて、この高さに合うものを選びましょう。

また、寝返りをうったときに、頭が落ちたりして不安定になると、夜中に何度も目を覚ましてしまうことになりかねません。なにしろ健康な人は、一晩に平均して20回前後の寝返りをうっているそうですから。

ですから、左右どちらに寝返っても、ずり落ちないだけの大きさが必要になります。大人用なら、**最低60センチくらいの横幅**と考えられます。

奥行きについては、頭から肩先までの長さが必要でしょう。だいたい50センチ前後が適切です。

ホテルなどでは、ベッドにやたら長い枕が置かれていることがありますが、これは、クッションとして備えられているものです。同時に、適当なサイズの枕も置かれているはずです。

最後に、枕の材質についてですが、これは枕の弾力性そのものに直結します。

現在は、多種多様な材質の枕が市販されていますが、どれがベストかというと、それは自分の好みで選ぶしかありません。自分でいちばん気持ちがいいと思う弾力の枕を選びます。

加えて通気性なども考慮しましょう。頭に最も近い位置にある枕ですから、こういった感覚的な満足感も快眠に大きく影響するのです。

ふとんは〝硬さ〟で選ぶ

枕の次に寝心地を左右するのは、敷きふとんです。ふわっと体をやわらかく沈めてくれるような、**ふかふかのマットレスや敷きふとんはとても寝心地がいいように感じますが、本当はまったく逆**なのです。

雲のようにふわふわでやわらかいマットレスに横になると、肩やお尻などの体の重い部分が深く沈みこんで、体がＶに折れた感じになってしまいます。

このような姿勢では、筋肉の緊張がとけず、疲れがとれないどころか、腰痛の原因にもなります。おまけに、体が沈みこんでいるため寝返りもうちにくく、不快な寝心地のはずです。

だからといって、硬いほうがいいかというと、そういうわけでもありません。うっかり畳の上で居眠りをしてしまった後の、体の節々の痛みを思い出していただければ、説明の必要はないでしょう。

マットレスや敷きふとんを選ぶときは、実際に寝てみてためすのがいちばんですが、それができないときは、**手で押してみて、ちょっと硬いかなと思うぐらいのものがいい**でしょう。

ふとんの材質も、枕と同様さまざまなものがありますが、吸湿性、保温性、通気性などを考慮したうえ、好みのものを選ぶようにします。なにしろ、人生の3分の1を一緒に過ごすのですから、好きでなければいけませんね。

大人は寝ている間に、一晩でコップ一杯分の汗をかくといわれています。敷きふとんはまめに干して、ふとんの中の湿気を飛ばすようにしましょう。

また、ベッドを使っている人にぜひやっていただきたいのは、**3か月に一度、マットレスの向きを変える**ことです。

寝ていると、最も体重がかかるのはお尻ですから、マットレスのお尻のあたりのスプリングは他の部分よりも重い負荷をかけられているわけで、へこみがちです。当然、寝心地はよくありません。これを避けるために、マットレスの向きを変えて、できるだけ重みが均等にかかるようにするのです。

こうすれば、マットレスの寿命も延び、寝心地もずっと改善できて、快眠が約束されるのです。

体にフィットした寝間着には要注意⁉

寝ている間に、一晩でコップ一杯分の汗をかくのであれば、肌に直接触れる寝間着にこそ、この水分を吸い取り発散する機能が求められます。

それだけでなく、皮膚を乾燥させないように適度な湿気を残し、睡眠中に体温の下がる体をきちんと保温しなければなりません。このようなことから、天然繊維ばかりにこだわることなく、機能重視で素材を選ぶといいでしょう。

機能もさることながら、やはり肌ざわりも大きなポイントですね。何度も言っていることですが、「気持ちがいい」ということが快眠につながるのですから。

また、寝間着を一晩着ると、目には見えなくても汗や皮脂で汚れています。ちょくちょく洗濯することをおすすめします。

人は、寝ている間に何度も寝返りをうちますが、これは体の重みがかかっていた部分から重みをどかして血流をよくしたり、温まりすぎた部分を空気にさらして冷やすために必要なことなのです。

このような寝返りがスムーズに行えるよう、**寝間着は少し大きめで、ゆったりしたものがいいでしょう。**

サイズがゆったりしていても、ウエストや手首にゴムの跡がつくようでは締めつけすぎです。そのままでは、血流が妨げられて、むくみの原因にもなるので気をつけてください。

また、ぴったり体にフィットした寝間着では、汗を吸った生地が肌にはりついて体を冷やし、体温を下げてしまうので要注意です。

寒い冬も、寒いからといって、あるいは冷え性だからといって、厚手の下着に厚手の寝間着、分厚い靴下まで履いて寝るのは、逆効果です。

厚着のまま寝ると、ふとんの中は蒸し風呂状態。たくさん汗をかき、その汗の蒸発のために、かえって体が冷やされてしまいます。

寒がりや冷え性の人は、寝床に入るまでは厚着でも、ふとんの中では、薄手でも保温性に富んだ材質の寝間着だけにするほうがいいでしょう。**厚着は体の自由を奪うので、寝返りがうちにくく安眠の妨げになります。**

また、電気毛布やアンカなどを使う場合は、寝る直前まで寝床を温めておいて、寝るときにスイッチを切るようにしましょう。

本作品は当文庫のための書き下ろしです。

保坂 隆（ほさか・たかし）
東海大学医学部教授（精神医学）。聖路加看護大学大学院臨床教授。日本総合病院精神医学会理事、日本サイコオンコロジー学会理事、日本ヘルスサポート学会理事、日本スポーツ精神医学会理事。日本医師会認定産業医。日本体育協会認定スポーツ医。
慶應義塾大学医学部卒業後、同大学精神神経科入局。一九九〇年より二年間、米国カリフォルニア大学精神科へ留学。二〇〇三年より東海大学医学部教授。
著書には『「プチ・ストレス」にさよならする本』『「プチ楽天家」になる方法』（以上監修、PHP研究所）、『「頭がいい人」は脳をどう鍛えたか』『「頭がいい人」の快眠生活術』（以上編著、中公新書ラクレ）、『「ひとり老後」の楽しみ方』（監修、経済界）などがある。
ホームページ
http://hosaka-liaison.jp/

だいわ文庫

精神科医《せいしんかい》が教《おし》える
心《こころ》の疲《つか》れがたまったときに読《よ》む本《ほん》

編著　保《ほ》坂《さか》隆《たかし》

二〇一〇年一〇月一五日第一刷発行

発行者　佐藤 靖
発行所　大和《だいわ》書房
東京都文京区関口一−三三−四 〒一一二−〇〇一四
電話 〇三−三二〇三−四五一一
振替 〇〇一六〇−九−六四二二七

装幀者　鈴木成一デザイン室
本文デザイン　菊地達也事務所
本文イラスト　風間勇人
編集協力　幸運社
本文印刷　信毎書籍印刷　カバー印刷　山一印刷
製本　小泉製本

ISBN978-4-479-30307-7
乱丁本・落丁本はお取り替えいたします。
http://www.daiwashobo.co.jp

だいわ文庫の好評既刊

本田健
ユダヤ人大富豪の教え
幸せな金持ちになる17の秘訣
「お金の話なのに泣けた！」「この本を読んだ日から人生が変わった！」……。アメリカ人の老富豪と日本人青年の出会いと成長の物語。
680円
8-1 G

日垣隆
ラクをしないと成果は出ない
仕事の鉄則100
今年こそ仕事のやり方を変えよう！「やるべきこと」を圧縮し、「やりたいこと」を拡大する100のアイデア。
680円
158-1 G

古市幸雄
「1日30分」を続けなさい！
人生勝利の勉強法55
中卒、高卒、二流・三流大学卒のハンディは、継続的に勉強をすれば簡単に克服できる！50万人が夢や目標を実現できた勉強法を伝授。
680円
159-1 G

樋口裕一
頭の整理がヘタな人、うまい人
「言いたいことがうまく言えない」人は必読!!ポイントのつかみ方、発想法、筋道の立て方、説得方法など、あなたを変えるワザが満載。
650円
27-1 G

齋藤孝
原稿用紙10枚を書く力
「引用力」「レジュメ力」「構築力」「立ち位置」をつけることが、文章力上達のポイント。書く力がつけば、仕事も人生も変わる！
580円
9-4 E

*池上彰
これで世の中わかる！ニュースの基礎の基礎
NHK「週刊こどもニュース」の元キャスターがずばり解説！　わかっているようでうまく説明できないニュースの背景を深読みする。
680円
6-1 E

*印は書き下ろし

定価は税込み（5%）です。定価は変更することがあります。

だいわ文庫の好評既刊

*印は書き下ろし

斎藤茂太
グズをなおせば人生はうまくいく
ついつい"先のばし"する損な人たち
「心の名医」モタさんが、グズで災いや損を招かないための脱却法を伝授！ これで人間関係も好転、時間不足も解消、気分も爽快！
580円
11-1 B

加藤諦三
落ちこまない生き方
嫌われない生き方
人生がうまくいかないとき、生きるのがつらいとき、あの「イソップ物語」が強力なアドバイスをくれる。失敗も不運もはね返す知恵！
580円
29-1 B

香山リカ
働く女の胸のウチ
不況、就職難、少子化、婚活。女性をめぐるハヤリ言葉は多数あれど現実は？「働く女」を取り巻く環境をリアルに説く本。
580円
164-1 G

阿川佐和子
グダグダの種
しみじみダラダラ過ごす休日の愉しさは「おひとりさま」の特権です！ ゆるくてスローで少々シアワセな日常を味わう本音エッセイ！
630円
174-1 D

養老孟司
自分は死なないと思っているヒトへ
知の毒
情報にふりまわされ、「時間」病にかかり、「生きている実感」を欠き……これから日本人はどうなる!? カチンカチンの世界は怖い！
780円
32-2 C

吉本隆明
ひきこもれ
ひとりの時間をもつということ
「ぼくも『ひきこもり』だった！」——思想界の巨人が普段着のことばで語る、一人の時間のすすめ。もう一つの社会とのかかわり方！
600円
44-1 D